コロナ下の奇跡

自衛隊中央病院 衝撃の記録

石高健次

南々社

2020年2月のことだ。

自衛隊中央病院の新型コロナウイルス感染症対応チーム長、田村格医官はCT画像を見て戦慄した。軽症または無症状者のほぼ半数に肺炎の影があるではないか。我々はひょっとしたらとんでもない感染症を目の当たりにしているのではないのか。

重症者対応班のリーダー、呼吸器内科の河野修一医官は、このウイルスは発症から1週間ほどで減少に向かうが、今度はウイルスをやっつけるべく出てきた免疫が過剰になり、症状を悪化させる。つまり2つの流れがあると考えた。

河野が、全身性ステロイドを投与したいと提案する。しかし、「免疫力を下げ、逆に症状を悪化させるのではないか」と反対意見が出た。それが医学の常識でもあった。WHO（世界保健機関）も過去のSARS（重症急性呼吸器症候群）、MERS（中東呼吸器症候群）の経験からステロイドは使うなだった。

２つの流れが切り替わる瞬間なら投与できる。それを見極めるには……。

「血液そのもののＰＣＲ検査をして陰性ならば、どうでしょうか」

河野が意見具申した。

田村がやってみようと応じた。対象は重症者ばかりだった。

そして、チームは「医の未踏の原野」に一本の道をつけることになる。

自衛隊中央病院が受け入れたのは、ダイヤモンド・プリンセス号から搬送された感染者１０９人と武漢から政府チャーター機帰国の感染者及びその疑いのある有症状者11人の計１２０人。

重症者も少なくなかったが、全員治癒、退院を果たす。

これは、未知のウイルスと闘った、治療の開拓者の記録である。

（文中敬称略　肩書は当時）

まえがき

自衛隊中央病院は、通常、病床500床、うち感染症用は10床だ。

それが何と、クルーズ船ダイヤモンド・プリンセス号と中国・武漢から帰国した感染者など計120人を受け入れた。2020年2月のことだ。

病棟をやり繰りし、瞬間最大時102人もの感染者が入院している。彼らは、3月までに全員が治癒、退院した。

しかも、医療スタッフの誰一人として感染しなかった。

現在、新型コロナウイルス感染症に特効薬はないものの、すでに世界でワクチン接種が始まっている。一年余り経って、抗ウイルス剤や免疫抑制剤など、既存の薬をどのタイミングでどれだけ使えば効果があるか、かなり分かってきた。

しかし、当時、これといった治療法はなかった。欧米での流行が始まる前で、ワクチンなど話題にも上らなかった。

新型コロナウイルスとの闘いが始まったばかりの時、感染者と向き合い、話を聞き、検査し、治療し、治癒退院させたのが自衛隊中央病院だった。第一種感染症指定医療機関だ。

医療スタッフ自身が感染する、家族に感染させるという不安を心に宿しながらの、まさに手探りの診療だった。

どう考え、どう迷い、決断し、治療したかを語る彼らの言葉は重い。その記録は、我々が将来再び未知のウイルスに襲われた時、きっと役立つと信じる。

もう一つ。

中央病院が感染者を受け入れる直前、武漢から邦人とその家族らを帰国させる政府チャーター機に同乗した看護官たちがいた。

また自衛隊は、この帰国者たちを医療機関や宿泊施設へ搬送したり、そこでの生活支援をしたりしている。さらにダイヤモンド・プリンセス号においても乗客乗員への生活と医療の支援を行っており、これら災害派遣に従事した自衛隊員はのべ約2700人に上る。

彼らも誰一人として感染していない。

クルーズ船内に入った厚生労働省の検疫官や船会社の医師らは、9人が感染したにもかかわらずだ。

全国各地で新型コロナの医療現場は、流行当初から混乱していた。

さらに、この原稿を書いている2021年2月時点でも、高齢者介護施設や病院でクラスター（感染者の集団）が相次いで発生し、地域によっては医療崩壊していたともいわれる。

そうした状況も考えた時、自衛隊中央病院が成したことは、奇跡といっていい。

なぜ、こんなことができたのか。それを解き明かしたい。

事実をたて糸に自衛官たちの思いをよこ糸に、物語を織っていく。

目次

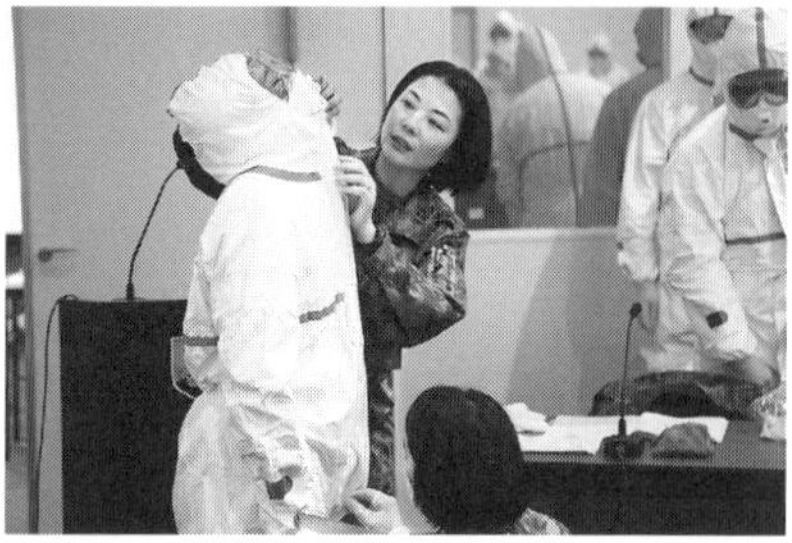

4

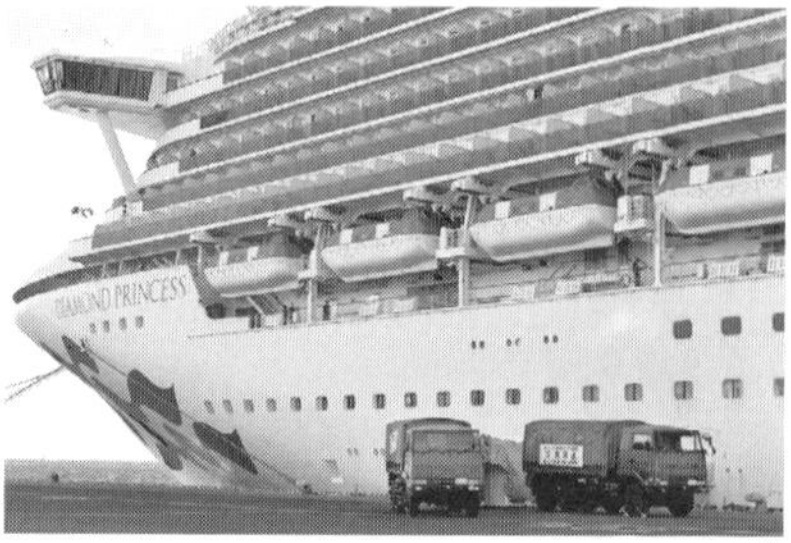

1

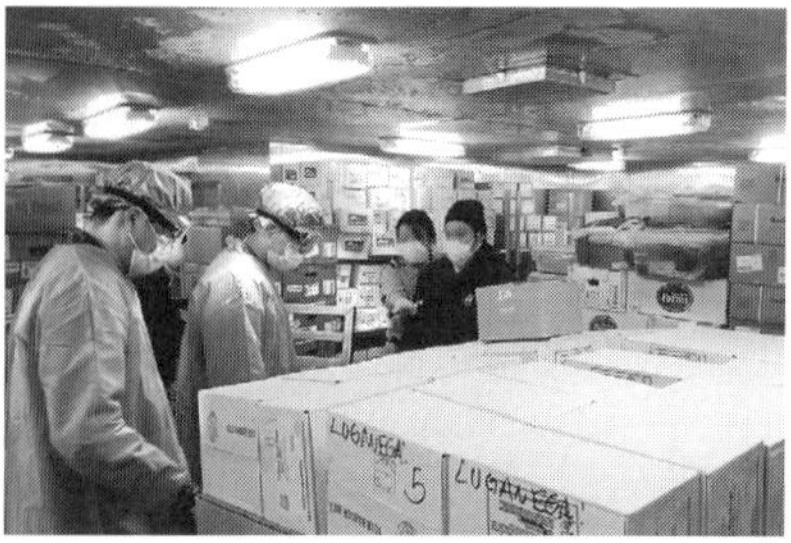

5

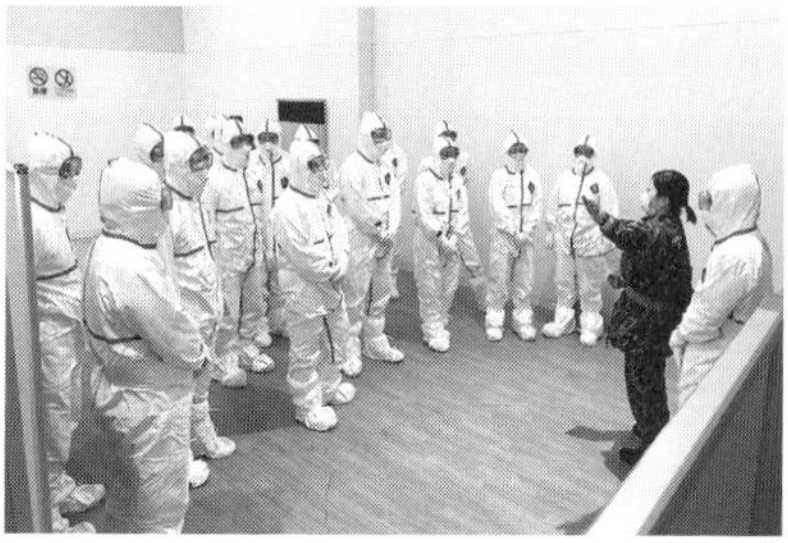

2

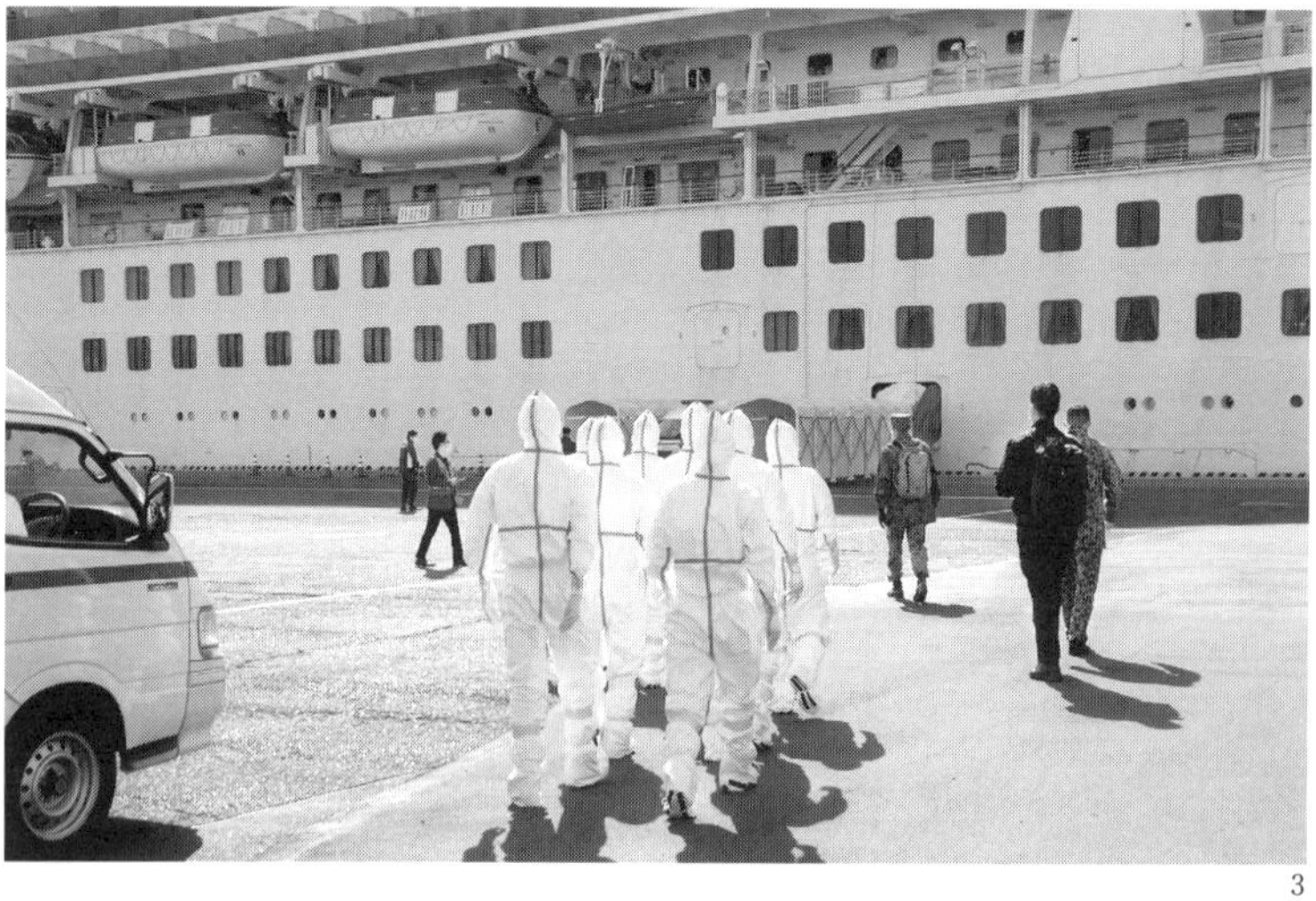

3

1. ダイヤモンド・プリンセス号(横浜港大黒埠頭)　2. 感染防護の教育を受ける隊員(2020.2.7、横浜港本牧埠頭ターミナルビル)　3. DP号に向かう隊員ら(2020.2.10)　4. 防護衣の着脱要領の教育を行う医官(2020.3.27、東京都練馬駐屯地)　5. 冷蔵室に生活物資を搬入する隊員(2020.2.10、DP号)

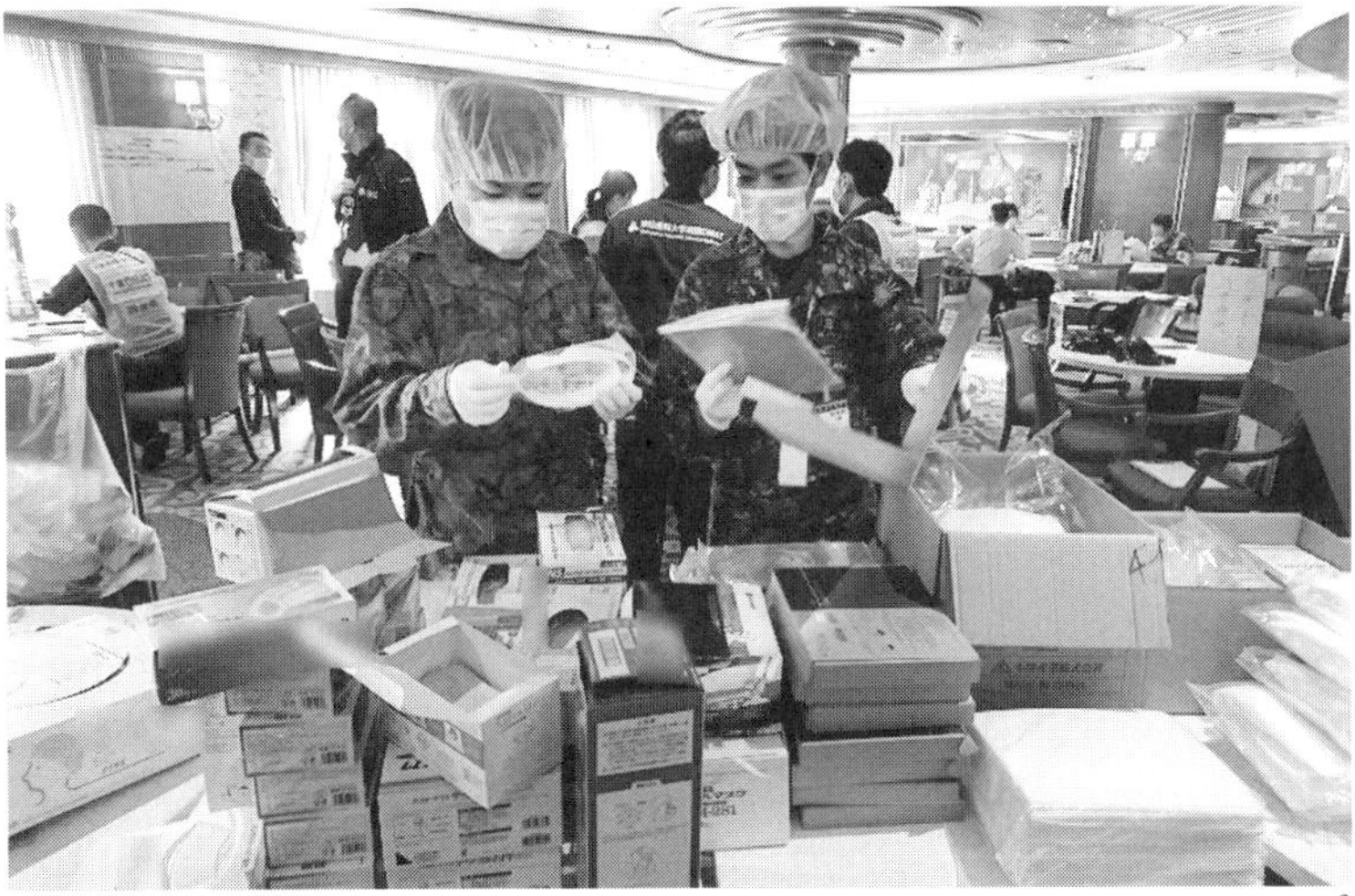

6

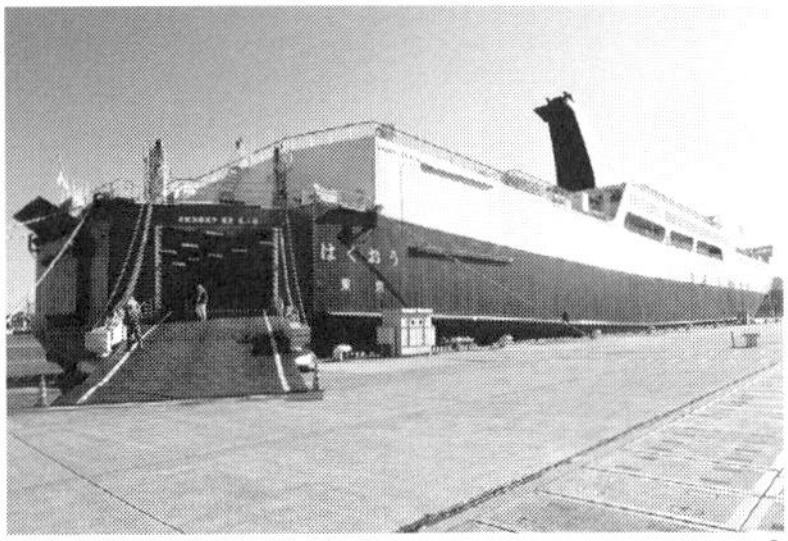

9

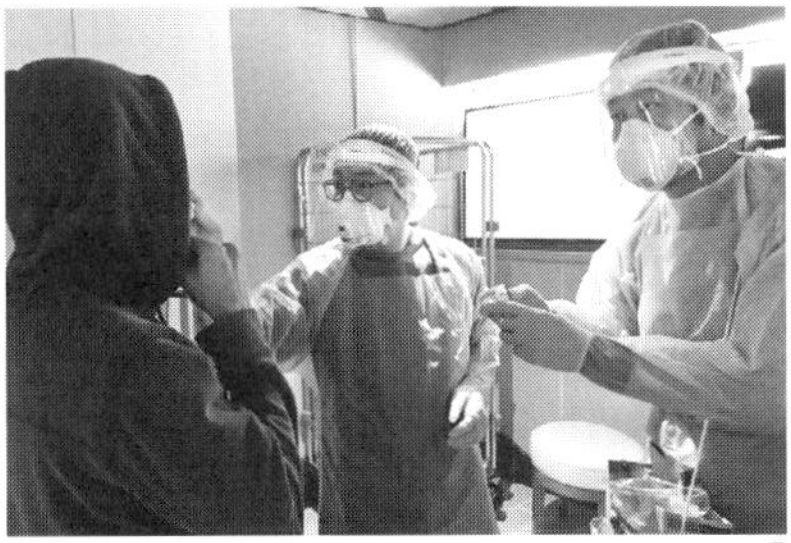

7

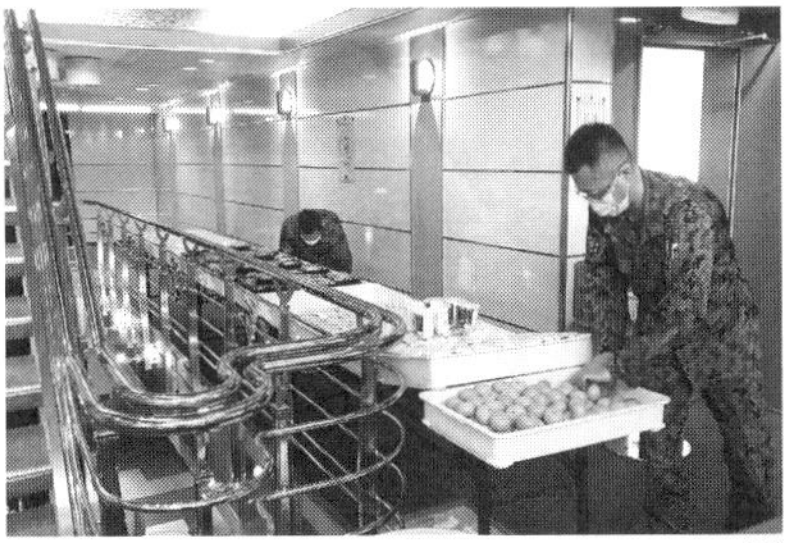

10

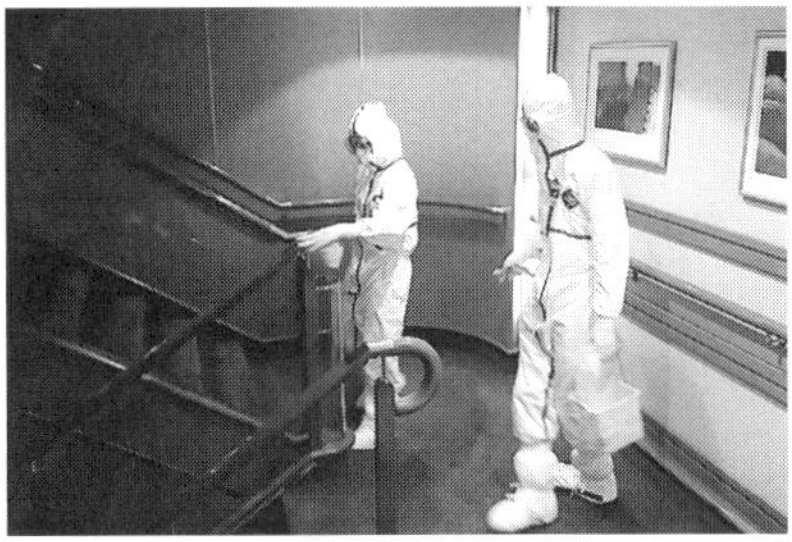

8

6. 薬の仕分け等を行う隊員(DP号) 7. 検体の採取を行う医官(2020.2.21、DP号) 8. DP号船内の消毒を行う隊員 9. 横浜港に到着した<はくおう>(2020.2.7、本牧埠頭) 10. 食事の準備をする隊員(はくおう)

※写真提供=陸上自衛隊(写真1、12～19)、統合幕僚監部(写真2～11)

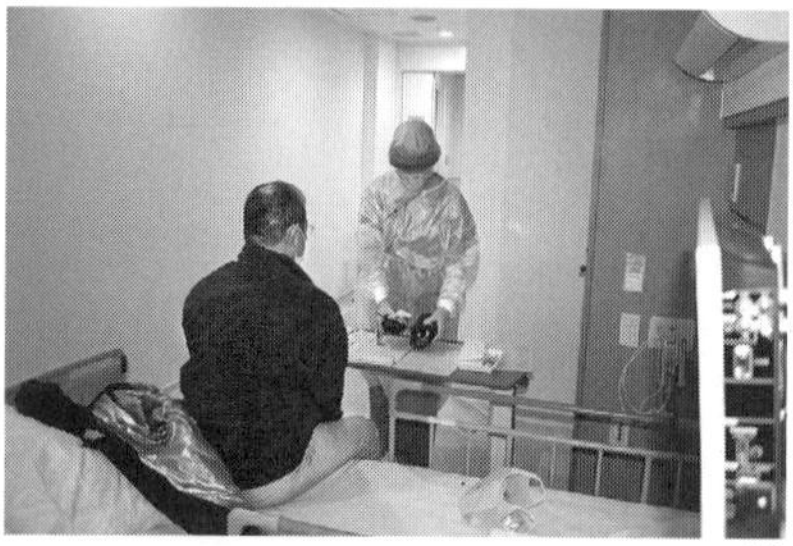

13

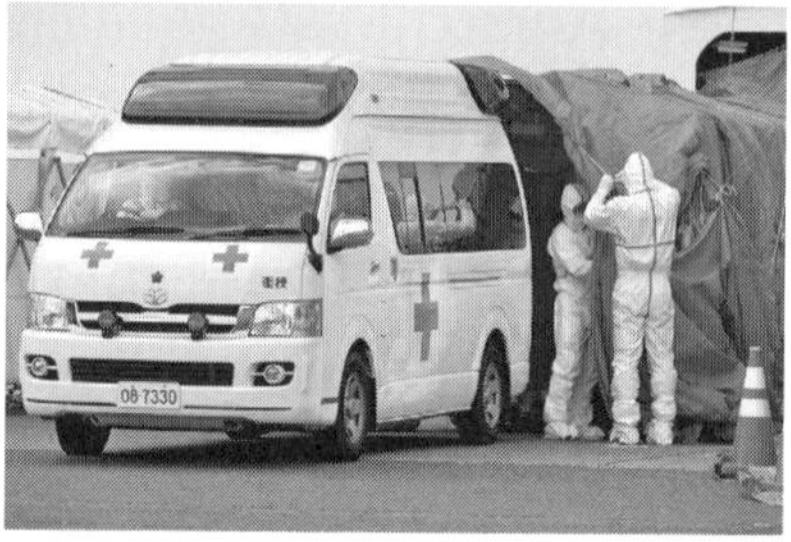

11

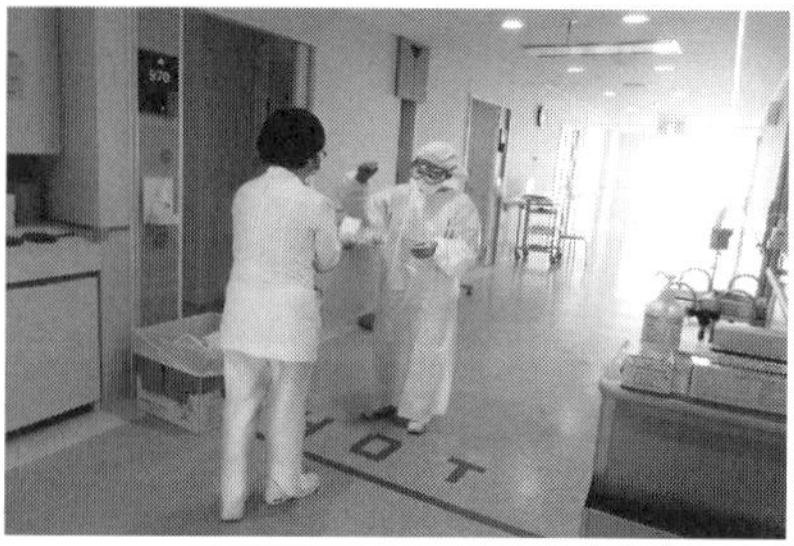

14

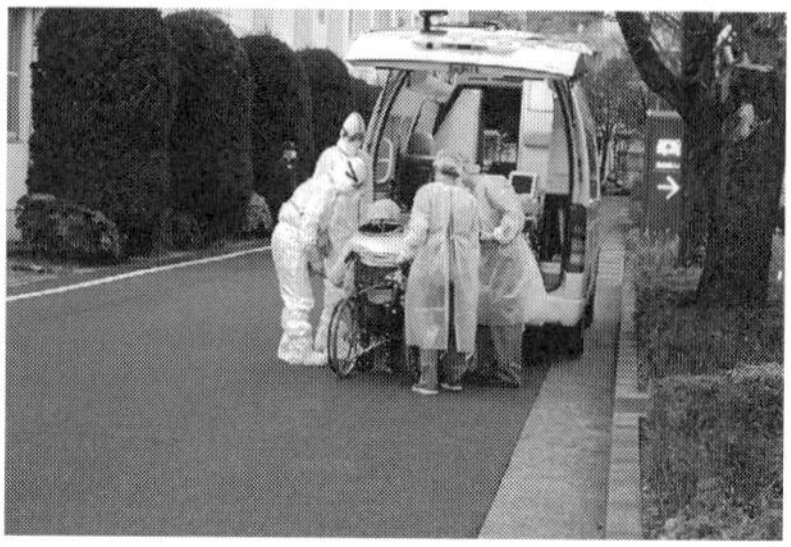

12

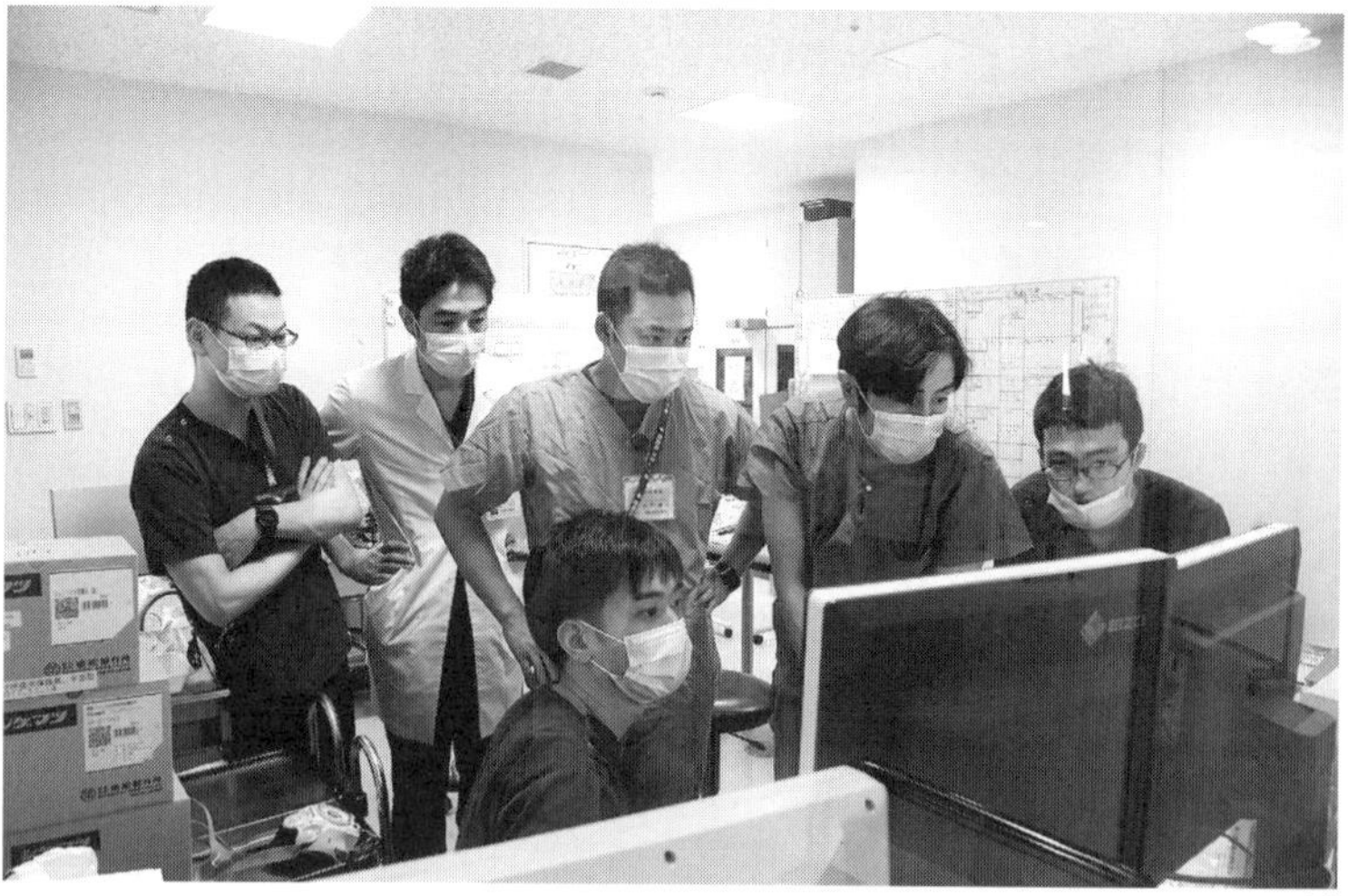

15

11. 患者の搬送準備をする隊員(2020.2.19、横浜港大黒埠頭) 12. 車イスで移送されるクルーズ船からの外国人患者 13. チャーター便での帰国者に対し問診する看護官 14. ホットゾーン(汚染区域)との境界線にて器具や連絡メモなどを受け渡す 15. 電子カルテを確認する医官

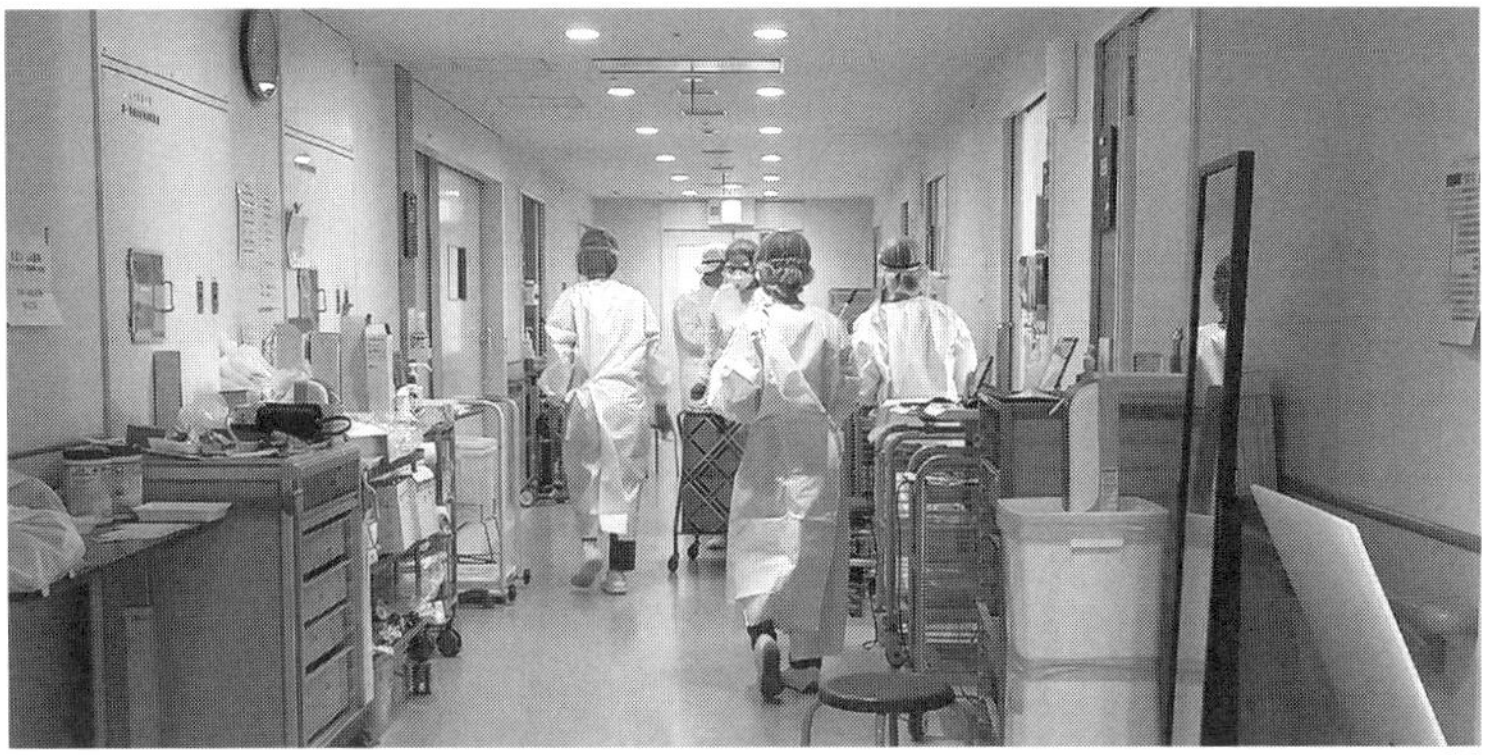

16

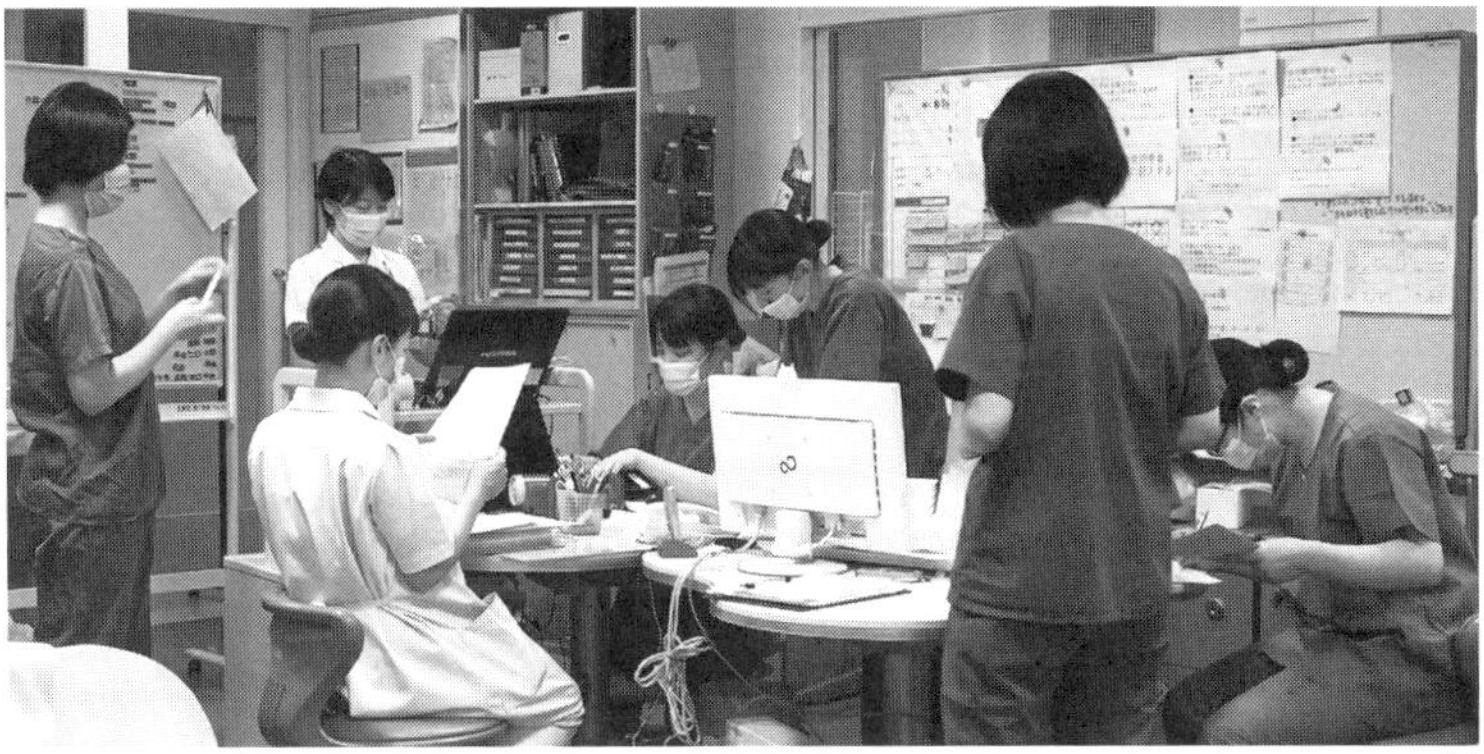

17

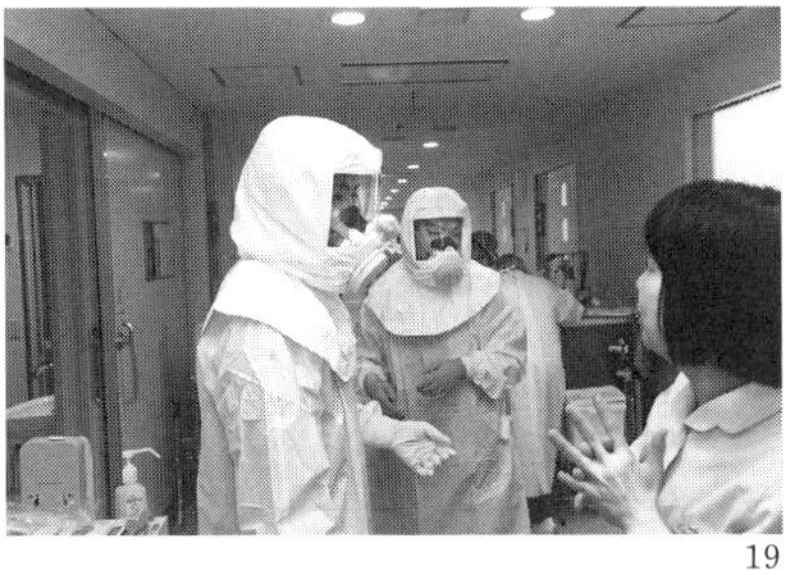

19

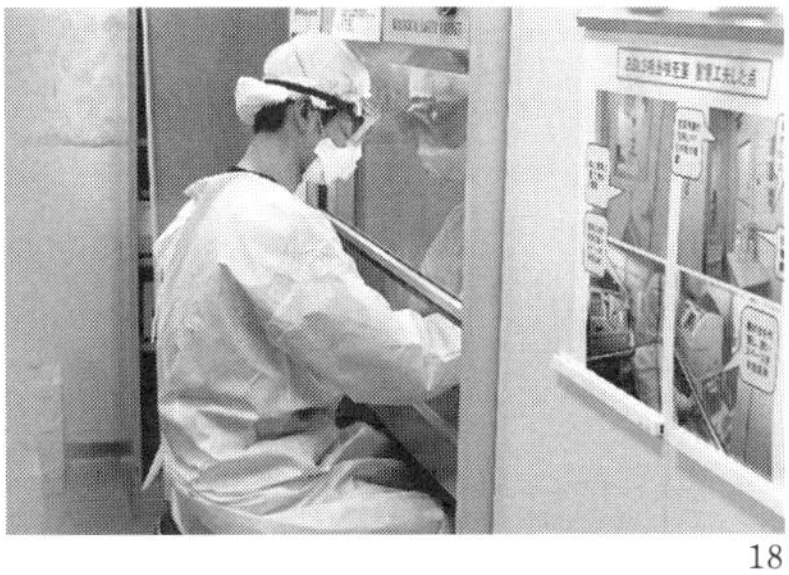

18

16. 感染症病棟で防護衣を着用し勤務するスタッフ　17. スタッフステーション　18. PCR検査の陽性判定作業をする臨床検査技師　19. 電動ファン付き呼吸用防護衣を着用し、重症患者を処置

※写真12～19の場所は自衛隊中央病院

ブックデザイン　中村 和人
（ペンギングラフィックス）

第1章

三つの不安を越えて

自衛隊初出動は武漢からの帰国便同乗

背中を押した夫の一言

自衛隊中央病院（東京都世田谷区池尻、以下中央病院）の医療スタッフが最初に新型コロナ感染者と向き合ったのは、中国・武漢から帰国する日本人らを乗せた政府チャーター機同乗任務だった。

2020年1月30日。

看護官、清水美保《きよみずみほ》は、夜勤明け翌日の休日、自宅で昼ごはんを食べ、テレビのニュースを見ていた。

新型コロナウイルスで武漢が大変なことになっている……。

思ったその時、電話が入った。

「もしもし、清水？　ちょっと確認したいことがあるんだけど」

「はい、何でしょうか？」

「いま武漢で起こっていること、知っているよね。仕事してきてほしい」

「……」

いま映像として目の前にある武漢、そこへ私が行くの？

清水は、病棟を担当する看護師で1等陸尉、旧軍の言い方なら大尉だ。電話の相手は、上司にあたる病棟看護師長だった。

取材で彼女に会ったのは、同年10月27日、日本で新型コロナウイルスの感染拡大が三度目の上昇カーブを描きだしたころだった。中央病院の空き会議室、テーブルを挟んで向かい合った。お互いマスクをしている。

清水ら病院の看護官たちが新型コロナの発生を知ったのは、正月が明けてすぐだった。

毎週月曜の午後、院内の感染制御チーム（ＩＣＴ）が呼びかけミーティングを開いていたのが、1月6日。チームの感染症専門の看護官（感染管理認定看護師）から「中国の武漢市で原因不明の肺炎が何人かに起きている」と報告があったのだ。

日本で第一例の感染者が発表されるより10日早かった。

電話をかけてきた師長の声は、いつもと変わらなかった。しかし、スマホを握る清水は、心の中で「えー！」と叫ぶほど驚いた。努めて冷静になろうとした。

そのやり取りだ。

「期間はどれくらいですか？」

「今ははっきり分からないが、5日から10日はみてほしい」

清水は即答できなかった。

「考えさせて下さい、電話します」

「分かった。心情は理解できるので、よく考えて返事をするように。待っています」

清水には、三つの不安がよぎった。

自分が感染するのではないか。自分が媒介となって人にうつすのではないか。そもそも、私に任務がちゃんと務まるのか。

――行くか行かないか、迷ったのですか？

師長には1時間以内に返事をしますと言って電話を切り、すぐ夫に電話しました。するといきなり「行ってきなよ」と言われ、また、ビックリしたのです。

夫は「こりゃ、大変だ！」とか「断りなよ」と言うだろうと予想していたものですから。

夫も自衛官、臨床検査技師として同じ病院に勤務している。

でも、その言葉で、なぜか不安が全部吹き飛びました。覚悟を決めることができたのですね。

――旦那さんが、あなたの背中を押した……。

その後も、夫は心配の素振りや不安じみたことはまったく口にしなかった。

翌日出勤すると、病棟師長やその上の病棟全体を仕切る看護課長から、「不安はない？」と尋ねられたが、笑顔で答えることができた。

今回、武漢から帰国者を運ぶチャーター機同乗を皮切りに、様々な任務にあたった自衛官を取材した。

それまで、私が描いていたイメージはこうだった。自衛隊は軍隊ゆえ、有無を言わさず上が「行け！」と命令すれば、隊員は「はい」と返答したあとは、黙々と働くのだろうと。

しかし、現実はまったく違った。その後、そうした場面に幾度も遭遇することになる。

武漢チャーター機同乗の任務にあたった看護官にはもう一人会っている。

看護官、窪佳苗《くぼかなえ》（2等陸尉）は、清水よりも一足早く武漢へ行っていた。自衛隊全体の中で、コロナ感染者と最初に向き合った人になる。

彼女には2020年11月27日、やはり中央病院で対面インタビューした。

窪が武漢行きを告げられた時はこうだった。

1月28日夜9時ごろ、やはり上司から電話がかかった。窪は、手術室勤務だった。

中央病院では、病棟を受け持つのが第2看護課といわれる部署で、課長（看護師）の下に、病棟ごとにそれぞれ看護師長がいた。この師長が家庭の事情も含め、最も部下の状況を把握しており、そこから連絡するという仕組みだ。窪が語る。

電話で、武漢へチャーター便が出るが、乗って行けますか？と言われました。早ければ、あした出発しますと。

──えっ？　きょうのあしたですか。

そうですね、即答で行けますと応じました。

──不安はなかったのですか？

日本からチャーター便が武漢へ出ることは、報道で知っていて、たまたまその2日前に、母と電話で話した時に、海外派遣の要員になっているので、行くことになるかも知れないねと言ったばかりだったのです。

海外派遣要員とは、いつ何時でも海外へ派遣できるよう、選抜されて公用旅券を所持している自衛官のことだ。中央病院でも実数は安全保障に直結する任務上いえないが何人かいた。窪が続ける。

けれども、看護師長に行きますと答えたあとから不安がジワジワと持ち上がってきました。同時に、行くしかないという気持ちも湧いてきたのですが。


窪が気にしたのは、既に組まれていた勤務シフトとやりかけの仕事の事だった。それを告げると師長は
「すべて考慮して調整するから、何も心配しないでいいよ」と答えた。

すぐ、母親に電話した。

「武漢へ行くことになった」と言うと、

「感染しないようにね。きょうはゆっくり休んで、頑張ってきなさい」と答えた。

母は父に受話器を渡した。

「お前なら大丈夫だ。ちゃんとできるから、心配しないでしっかりやんなさい」

励まされた。

父親は元自衛官だった。両親とも口調は普段のものだったが、心配している気配がひたひたと伝わってきた。

窪は、スーツケースに着替えなどを詰め込むと、看護学校時代に使い、とっておいた医学書から、感染症予防の基礎知識が記されたところを拾い読みした。

私が冗談めかして尋ねた。

——心配で、読んでいたら、夜が明けた？

いいえ、9時に師長から電話があってから、そうですね。11時には寝ていました。

笑顔が返ってきた。

その武漢。

緊迫の武漢空港

当時の報道や中国関連のネット情報によると、武漢の状況は次のようなものだ。

2019年12月30日に武漢市中心病院の李文亮医師が発熱患者のサンプルから新たな型の肺炎ウイルスではないかとSNSでチャット通信を行った。

しかし、この医師は、1月3日に地元警察に呼び出され、デマを流したということで訓戒書を書かされた。

そのころ、武漢がある湖北省政府は「病例があったが、問題は解決している」と北京の中央政府に上げたようだ。

1月19日、鍾南山という中国工程院院士（工学科学分野では最高位称号）が率いる国家レベルの専門科グループが武漢を視察し現状把握に努めた。

この院士は、2002年から2003年にかけて、SARS（重症急性呼吸器症候群）が感染拡大した際、「体を張って中央政府に反論した」といわれる人物だ。

彼は即刻北京へ取って返し、報告。習近平主席の知るところとなった。

1月20日、武漢、北京、上海、深圳で発症者が確認された。

この日、習近平主席は、「重要指示」を発し、「感染の予防と制御に全力を尽くさねばならない」「疾病の蔓延を断固食い止めねばならない」などと述べた。

皮肉にも、これがパニックの引き金になったようだ。

その後、李文亮医師は、職場で懸命の治療にあたった末、自身もコロナ感染症にかかり、2月7日に死亡する。

この年中国の正月（旧正月）は1月25日。春節と呼ばれるこの日を挟んで約40日間にわたって、約30億人もの人民が帰省やUターン、国内外旅行で移動するという。

1月10日には、「春運」と呼ばれる特別な交通体制が始まっており、国外旅行する人は、700万を超えた。（2019年は630万人）

旅行サイトなどによると、中国人の人気はタイと日本だという。

病原体を持つ人が動けば動くほど、感染は拡大する。

1月20〜23日だけで、武漢からの直行便で日本へ入国した者は１７００人に上る。（2月3日衆院予算委員会で森雅子法相答弁）

Ｗｅｂ情報では、２０１９年11月〜２０２０年2月末までに１８０万超の中国人が来日しているともいわれた。

1月23日、武漢市はロックダウン（都市封鎖）された。

しかし、すでにこの時までに噂は広がっており、約５００万人が市外へ出たと報じられた。武漢市の人口は約１１００万だ。こうして、武漢とその周辺へ新型コロナ感染症は一気に拡大していった。

そのころ、ＷＨＯ（世界保健機関）の緊急委員会は、新型コロナウイルス関連肺炎が、中国で計７７１１人（うち死亡１７０人）と発表する。

中国在住の日系企業の会社員と家族らは日本政府の用意したチャーター機で武漢空港から帰国することになった。

チャーター機は1便から5便まで5回にわたって飛び、計８２９人が帰国することになる。

この第2便と3便に同乗したのが窪佳苗看護官、第４便と5便が清水美保看護官だ。それぞれに同僚の相棒がいた。

第４便は２０２０年2月6日夜、羽田空港を出発、約4時間の飛行で武漢空港に着いたのは、日付が変わった7日午前0時ごろだった。

清水ら医療スタッフは、邦人とその家族の日本入国前の健康をチェックする、いわば〝入国検疫〟の任務で、羽田到着後の乗客対応につなげる役目だった。清水が語る。

私たちのチームは、厚生労働省検疫所の医師1人と看護師2人、それに事務官、中央病院から私ともう1人の計6人です。

武漢空港に降りると、空港外には出ないのですが、いったん中国に入国することになるので、中国側から問診と検温チェックを受け、入国手続きをしました。

日本へ向かうため、国際線出発ロビーへ移動すると、すでにチャーター便搭乗予定の方たちが待機していました。皆さん、一様に硬い表情で、私語をする人もほとんどおらず、かなり緊迫した雰囲気でした。

彼ら全員が日本へ帰れたわけではなかった。出国手続きの前に、中国当局による健康チェックがあった。黄色い問診カードに健康に関する事柄を書き込み、それを読んだ当局側が問題ありと判断すると、別室へ連れていかれた。そこで医師から詳しく診察された。

――武漢空港まで来たのに、日本へ帰れない人もいたわけですか？

はい、中国での検査でＰＣＲ検査陽性と出ていたり、ある程度以上に発熱していたりする人は、チャーター機には搭乗できませんでした。

――それは、辛いでしょうね。ここまで来て、日本へ帰れないというのは。その現場にいたのですか？

はい、いました。引き返さざるを得なかった方は一人や二人ではなかったと思います。それ以上いたかどうかは私自身がその場を移動したために分かりません。

――帰国チャーター機への搭乗が許され、日本へ向かうことになった人たちのなかには、子供さんや赤ん坊もいたのですか？

はい、でも、普段の空港のようにワイワイがやがやとはしゃいだりする子供はまったくいませんでした。

このチャーター機第４便には、計１９８人が乗った。

日本人／１１９人

中国人／77人
台湾人／2人
そのうち、6歳以下が51人いたという（時事通信Ｗｅｂ版）。湖北省武漢市在住者が80人、以外の湖北省在住者は118人いた。
目指す母国、普段なら郷里に戻れば親兄弟・親戚友人がいて、久しぶりのあたたかな交歓の場を持てるはずの帰省。それが、がらりと変わってしまった。
今度いつ、中国へ戻れるかも分からない。自分の会社はどうなるのだろうか、子供たちは慣れ親しんだ学校へいつ戻れるのだろうか……。
人々は重苦しい沈黙の中にあった。

もう真夜中でしたし、親御さんの方が武漢空港にたどり着くまでが大変だったようです。自分の荷物と小さな子供さんを抱えて重い疲労感が漂っているのがはっきり見てとれました。赤ちゃんもいましたが、泣くことはなかったです。

――話しかけられたりしませんでしたか？

搭乗直前に、日本入国カードと問診カードを渡しました。その時、初めて声をかけられました。

問診カードのここはどう記入したらいいのですかとか、あとどれくらいで飛行機に乗り込めるのですかと不安げに尋ねられました。

問診では、最近の2週間で発熱しなかったか、家族にPCR陽性者はいなかったか、人が混雑している場所へ行かなかったか、また、嘔吐、頭痛、鼻水、喉の痛みなどがないかを尋ねた。

回答を読んで判断に迷った時は、必ず、同行の医師に相談しました。症状が顕著な人は武漢空港での中国側のチェックで搭乗していませんから、飛行機搭乗時には少なくとも嘔吐・頭痛のある人はいなかったです。

——発熱している人は？

そうですね、1割くらいいました。

——えっ！　そんなに。というと20人くらいですか？

いました。ただ、単に体温が一時的に上がっているかも知れないと思い、上着を脱いでもらって、しばらく時間をおいてから測ったら平熱だった人もかなりいました。

——2月7日でしょ。暑かったのですか？

いいえ外は寒いですが、皆さん荷物をいっぱい手に持ったうえにたくさん着こんでおられました。子供が泣き出したりしないように、ずっと抱えていたり。そして、何より緊張されていましたから。

確かに、次はいつ帰宅できるか分からないから、持てるだけの荷物を持っていこうと、スーツケースに入りきらない衣類を着込んでいたのかも知れない。帰国者の「必死」の思いが伝わってくる。

――あとで、もう一度測ったら体温は？

ほとんどの方は平熱にもどりましたが、3～4人は発熱状態、つまり37・5度以上ありました。

機内では、症状のあるなしで座席を分ける、いわばゾーニングが行われた。搭乗の何日か前、中国当局によるPCR検査で陰性だったとしても、その後、時間が経てば陽性反応が出る可能性はゼロではなかった。

羽田空港を出発する前に2時間ほどスタッフの打ち合わせがあり、取り決めていたのですが、発熱の人、高齢者で体がだるいという人たちは、飛行機の最後部に座っていただきました。
その前方4列を空席にして、前に私たち医療スタッフが座り、さらに前方に残りの乗客に座ってもらいました。

これが、機内でできる最大の感染予防措置だった。武漢空港離陸は2月7日午前7時40分ごろだった。

羽田での打ち合わせでは、他にも、武漢到着後は誰が検温し誰が記録するか、問診カードはどのタイミングで誰が回収するか、それを誰がチェックするかなど役割分担を細かく決めていた。

というのも、チャーター機第一便で、混乱が生じていたからだった。問診カードと入国カード、つまり検疫と入国審査という2種類のカードを区別して扱うべきところを一緒にした結果、チャーター機の羽田着陸時、回収とチェックに時間がかかるなど混乱をきたしたのだった。

――機内での食事はどうだったのですか？

感染対策ということで、すべて一つずつパッキングされていたうえ、全部まとめて袋に入っていました。中身は、小さめのパン、クラッカー、お菓子、小さめのペットボトルの水でした。

――清水さんは、全部食べた？

お水は飲みましたが、パンを一つしか食べなかったです。

――？？

緊張もしていたし、胸がいっぱいだったのです。

――中央病院の同僚が横にすわっていたのでしょ。どんな話をしましたか？

お互い、貴重な経験をしたねと言い合った。二人とも気持ちが高ぶっていました。

――乗客の様子はどうでしたか？

皆さん、疲れていて日本に着いたら何をしようとか話をしたり笑ったりする気持ちの余裕はなかったのでしょう。目をつぶってじっとしていたり眠っていたりする人がほとんどでした。

――清水さんたちは、機内で乗客の体調に気を配る以外、どうしていたのですか？

自分自身が感染していないかという不安がありました。仕事に集中し感染予防に気を付けようと言いきかせてきました。

そのための一番の方法は免疫力でしょ。実は、私の場合は、武漢行きを上司から言われてから1週間ありましたので、その間、節制して体力を作り免疫力をあげておかなければと過ごしてきました。

新たな自分との出会い

羽田空港着は、2月7日午前10時15分。あらためて搭乗者全員に問診をした。

最後部座席の方のうち、発熱・咳など症状がある4人は、病院へ救急搬送されるのですが、厚労省の方があちこち電話をして受け入れ先を探していました。割と時間がかかっていました。

この時、感染またはその疑いのある人をどの医療機関が受け入れるか、事前の連絡、調整が十分でなかったのだ。いわゆる第一波の感染拡大が始まる直前だが、のちに、搬送先がなかなか決まらないという混乱が全国各地で起きることになる、その兆しがすでにあったということだ。

198人の乗客たちは、その後どうなったのか。

国立感染症研究所がサイトで発信しているＩＡＳＲ（病原微生物検出情報）、感染症動向調査レポートで追ってみる。

発熱など有症状の４人は、救急搬送されて病院へ。ＰＣＲ検査は全員陰性だった。

残る１９４人は、国立国際医療研究センター病院へ。問診とＰＣＲ検査をされ、８人が入院、うち20代男性１人に肺炎が認められ、ＰＣＲ検査は陽性だった。

上記12人を差し引いた１８６人（無症状）は、陰性だが経過を観察するため宿泊施設に入っている。

国際医療研究センターの有症状者は、陰性の11人のうち、コロナ以外の疾患で２人が入院、残る９人は症状軽快後に宿泊施設に入った。

結果、武漢チャーター機第４便の陽性者は１人だけだった。

日本帰国から２週間後、２月21日時点で、ＰＣＲ検査をした１９５人は、他の疾病で依然入院中の人も含め、全員が陰性だった。

清水美保看護官は、チャーター機から降りて、同行スタッフらとの反省会を終えると、中央病院の迎えの車で職場に直行した。

報告を受けた病棟看護師長は清水と相棒をねぎらった。清水が語る。

お疲れさま、よくやってきてくれましたねと言われました。

――同僚たちとかの様子は？

みんな、ワーッと寄ってきて「お疲れさ〜ん！」と口々に声をかけられ、にぎやかに労われました。そういえば、武漢へ出発の時も玄関を出る時、院長から「がんばっておいで」と激励の言葉をいただき、みんな拍手でした。

第2便、3便に同乗した窪佳苗看護官も、やはり同僚たちが元気よく迎えてくれたと、こう語った。

まだ、日本では感染についてそれほど不安が広がっていなかったからでしょう、手を取ろうと寄ってくる同僚もいて困りました。

こちらは、万一自分が感染していたら相手にうつして大変なことになるのにと、心の中でダメダメと叫びながら、ちょっと身を引いたりして、複雑でした。

看護官は帰国者と一緒にいた時にマスクをしていたため、いわゆる「濃厚接触者」とはならず、すぐに帰宅を許された。

――清水さんは、最初に上司から武漢行きを言われた時、背中を押してくれた旦那さんですが、帰宅した時はどう言って迎えてくれたのですか？

お疲れさんと一言だけでした。

――それだけ？

はい、ただその後、夫は、もし次の便があると分かったら、すぐにも今度は自分から進んで行かせてほしいと言うんだよって。

――素晴らしいじゃないですか。

私もいい経験だと考えていましたし、仕事の段取りも分かったので、一緒に行った同僚と、次も是非行かせてって言おうねと話しあっていました。

10日後、彼女は第5便で再び武漢空港に降り立つ。

――今回の仕事で一番印象に残っていることは何でしょう？

最初、ご家族の中国人と言葉が通じるかな、感覚とか少し違うのではと不安に思っていました。けれども、相手から片言の日本語で「ありがとう」と言われた時はうれしかったです。その方が問診カードに記入している時、横から見たら、お名前の文字が、こんなきれいな漢字なんだと。その響きもいい。日本人としてずっと漢字を使ってきたのに、すごく新鮮で感動しました。

――2回の武漢行きをいま振り返って、どうですか？

行く前は、どこまで乗客の方々に寄り添えるかなと思っていて、とにかく普段通りにするしかないと考えていました。

これまで病院で働いてきたことが武漢で生きたのだと思います。

目の前に、小さなお子さんを抱える女性がいて、寒いしこんな遅い時間に疲れて不安もあるだろうに……。きょう武漢空港にたどり着くまでもいろんなご苦労があったのだろうと素直な気持ちで思うことができました。

そして、自然にお声掛けをすることができたのです。貴重な体験であり任務でした。

インタビューの最後に清水美保はしみじみと自分を愛おしむように言った。

看護師の仕事をしていて、ほんとうに良かったです。

第2章

ダイヤモンド・プリンセス号へ

衛生隊乗船の前夜

ダイヤモンド・プリンセス号の第一号患者

世間が、「日本でも新型コロナウイルスが出た」と初めて知るのは、2020年1月16日、厚労省の発表だった。

中国に帰省して戻ってきた神奈川県在住の30代中国人男性が発熱し、医療機関へ診察に行った。中国・武漢で原因不明の新型ウイルスによる肺炎が流行りだしていたため、国立感染症研究所で検査したところ新型コロナウイルスが検出されたのだった。

すでに、中国から発信されるネット情報などで新型のウイルス性肺炎が流行っているという情報は広がっていた。

私はというと、2002年から2003年にかけて、「恐ろしい新型ウイルス肺炎」が日本に上陸せずに終わっていたSARS(重症急性呼吸器症候群)が一瞬頭をかすめたくらいだった。日本で第一例目の患者が出たこともあって、4日後の20日、中国・習近平国家主席による緊急声明は大きく報じられた。しかし、前章で述べた武漢チャーター機帰国は、それほどマスコミに騒がれることはなかった。

中国駐在のビジネスマンとその家族らは、感染の恐怖にさらされながらも外務省などの交渉で何とか武漢空港までたどり着き、帰国できた。マスコミの側にご苦労様でしたとそっとしてあげようという意思が働いたのかも知れない。

世間が、えっ！どうなっているのと驚きとともに関心が一気に高まったのは、豪華クルーズ船ダイヤモンド・プリンセス号（以下、ＤＰ号）で感染者が出た時だ。

２月に入って、この名前がテレビで出ない日はなかったのだが、最初の乗客感染のニュースは香港発だった。

１月25日、香港で下船した男性客の感染が確認されたと当局から厚労省へ連絡が入る。２月２日のことだ。

翌３日、ＤＰ号は横浜港に到着。

直前、クルーズ船は沖縄に立ち寄った際に、日本入国の検疫を受けていたが、感染の一報を受けて、最終到着地の横浜港海上においてあらためて厳密な検疫を行うことになった。

当初は、３日までに発熱や咳などの症状がある乗客と乗員、その同室者らに対して、ＰＣＲ検査が行われた。スワブ（柄が約15センチの綿棒）で喉から検体（ウイルス付着の粘液、当時は喉からが主流）を採取するものだった。

２月５日、６日とそれぞれ10人の陽性者が見つかったあと、７日、一気に41人と増え、これは只事ではないぞとなったのだ。

ＤＰ号には、乗客２６６６人、乗員１０４５人、合計３７１１人が乗船していた。（厚労省

集計時点により乗客数に変動あり）

乗客は個室（主に2人～4人部屋）で完全隔離された。乗員は限られた者が通常の勤務を続けた。船内インフラ確保、食事、持病の治療薬調達などサービス維持だった。

その後も連日陽性者が見つかっていく。この新型コロナウイルスは感染力が圧倒的に強かった。

クルーズ船DP号の感染者第一号といえる香港下船の乗客は、どこで感染しその後、日本国内を含めどう動いたのか。

香港特別行政区政府（The Government of Hong Kong Special Administrative Region）が2月1日発表した資料などによる。ネットで公開された情報だが、一部、場所や店の名前を伏せる。

患者は80歳の男性で、香港でも名の知れた瀟洒な高層マンション群の一角に住んでおり、過去の健康状態は良好だった。

1月19日（のちに23日と訂正）から咳をし始め、30日に発熱した。

同日、病院の事故救急科に治療を求め、隔離と管理のために入院することになる。

遡る、DP号横浜出発前の1月10日、香港羅湖国境管理ポイントを通って数時間中国本土に行った。ポイントとは、中国・深圳市と香港境界にある中国最大規模の出入国検査所だ。

1月17日、香港から東京へ飛行機で向かい、20日、横浜港でDP号に乗り込む。船は1月25日、香港のカイタック・クルーズターミナルに到着、ここで下船したのだった。ゆったりとしたクルーズの直前には、短時間での長距離移動があったのだった。

DP号で陽性者が1回目、2回目と10人ずつ出た時は、神奈川県内の医療機関へ搬送された。しかし、3回目に41人出た時は、神奈川以外に、東京、埼玉、千葉と遠くは静岡まで搬送されている。すでに感染症指定医療機関との受け入れ調整が十分できていなかったことが伺える。乗船した関西のある大学医学部教授は、ゾーニングがずさんだと自らYouTube上で批判し、それがネットで広がったり報道されたりもした。

クルーズ船内は、言ってみれば全域が汚染されていたわけで、ゾーン分けにどう手を付けるか困難だった面はあるだろう。

まったく正体が分からない未知のウイルスを相手に、DP号における検疫初期、各所で混乱が発生していた。

そのころ、WHOは、新型コロナウイルス感染症の正式名称を「COVID−19（coronavirus disease 2019）」と定めている。

自衛隊に災害派遣命令

自衛隊中央病院が、最初にＤＰ号から患者を受け入れたのは2月7日だが、その直前、船内ではどのようなことが起きていたのか。

実は、そのころ多くの自衛隊員がＤＰ号に乗り込んでいた。乗船者支援の災害派遣だ。通常、震災や大雨による土砂災害では、現場の都道府県知事が自衛隊に災害派遣を要請することから始まる。しかし、この時、知事たちには派遣が必要か否かの全般状況を判断することが困難であり、要請を待っていては、感染者の重症化や感染拡大で遅きに失すると考えられた。このため、自主的な災害派遣として自衛隊が出動することになった。（2020年版防衛白書）

災害派遣は、大きくは生活支援と医療支援の二つだった。ＤＰ号には、3700余の人たちが乗っている。自由に下船して上陸（日本入国）できない、いわば閉じ込められた状態にあり、船上での生活と新型コロナや持病から命を守るための支援もまた災害派遣活動なのだった。考えてもみてほしい。自治体の単位として人口が5000人を超すと概ね村が町に移行するといわれるが、一つの村に匹敵する人数が乗っていた。

今回、2020年2月7日から3月1日にかけてＤＰ号に乗り込んでいた自衛隊員に取材することができた。

井内裕雅《いうちやすまさ》1等陸佐。この時、彼は仙台に拠点を置く東北方面衛生隊長だった。

「衛生隊」という言葉はこの時初めて耳にした。

戦争を扱った映画やドラマで、負傷した兵士が「衛生兵！」と大声を出すと走り寄ってくる、あの衛生兵の部隊と考えてほしい。

戦場を駆け回るだけではなく、臨時に設営された野戦病院で傷病者の応急治療もする。

衛生隊を構成するのは、医官、看護官、薬剤官、歯科医官、つまり、医師、看護師、薬剤師、歯科医だ。さらに診療放射線技師らもいる。いずれも、国家資格を持ち、一般病院の医療従事者と変わらない。ただ、有事の際に戦場を動き回る衛生兵は、特に看護師の資格がなくとも務められると聞いた。

井内は約30人の衛生隊員を率いてＤＰ号に乗り込んだ。取材をした２０２０年10月時点では新型コロナウイルスの感染が拡大していたことから、感染予防のためもあり、まずメールで質問事項を陸上自衛隊幕僚監部広報室経由で井内へ送った。幕僚監部とは、部隊の管理運営や防衛力の整備等をつかさどる、外国軍隊でいう参謀本部だ。

井内から回答をもらったあと、10月13日、東京都世田谷区にある三宿駐屯地内で対面によるインタビューを行った。今回一連の自衛隊取材は、ほとんどの場合この手順を取った。

医科学について素人の私にとっては、もらった回答を、辞書を引いたり親しい医師に尋ねたりと勉強することが多く、そのうえでの対面は効率の点からも正確さを期すうえでも有難かった。

DP号乗り込み前夜

――井内さんが、中国で新型肺炎ウイルスが出たとのニュースを初めて聞かれたのは、どこでいつごろですか？

1月中旬ごろ、テレビのニュースとインターネットで見聞きしました。また上級の部隊司令部で衛生を所掌する東北方面総監部の医官からも情報をもらいました。

――その時に、どんなことを連想したり感じたりしましたか？　また、同僚や、家族とどんなやり取りをしましたか？

さほど大きなニュースではなかった印象があり、日本に影響が及ぶとは考えませんでした。わが衛生隊においても、そんなには話題にはなっていませんでした。自宅で家族の間でも話題に上ることはなかったです。

――日本には上陸しませんでしたが、過去に比較的致死率の高いＳＡＲＳやＭＥＲＳ（中東呼

吸器症候群）が流行しました。いずれも、コロナウイルスによるものです。それらと関連づけたりは？

この時点では、新型コロナウイルスよりも、季節性のインフルエンザの方が部隊の業務にとって脅威度が高いとの認識でした。隊では、それに対する注意喚起を行っていました。

しかし、新型コロナウイルス感染症は日本へ入ってきた。1月16日、日本第一例が確認された時、井内はどう受け止めたのか。

日本の空港等の検疫態勢は高いレベルにあると聞いていましたので、しっかりと水際で防いでくれているというのが第一印象でした。同時に今後、感染が広がってくる可能性は否定できないので、そうなったら、かつての新型インフルエンザの時のように、空港検疫等の支援要請が出てくるのではと考えていました。

少なくとも、1月から2月にかけては、日本国内の感染は、社会的脅威というまでには広がっていなかった。

彼が口にした新型インフルエンザとは、２００9年4月から6月にかけ、世界的に流行した

「A／N1H1」と呼ばれたインフルエンザのことだ。当時、厚労省の要請に基づき、成田空港や関西空港、中部国際空港で自衛隊の医官ら、のべ約1260人が検疫支援活動をしている。

この新型インフルエンザは豚が発生源のウイルスで、世界で15万から57万5000人が死亡したといわれる。重症化する率は、毎シーズン25万から50万人が死亡する通常の季節性インフルエンザと同等かそれ以下とされ、ワクチンも開発されている。

——1月末、武漢からチャーター機帰国した感染の疑いがある有症状者を中央病院が受け入れることになりましたね。

私も中央病院での勤務経験（総務課長で2013年8月から2015年3月）があり、中央病院が平素から感染症対策に関する様々な訓練を実施しているのを知っていましたので、受け入れても問題なく対応できるだろうと思っていました。

——実際に中央病院が受け入れました。

この週は、衛生隊として2つの集合訓練（第一線救護衛生員の練度維持訓練、補助担架員訓練）を担当しており、それらに集中していたため、中央病院が感染者を受け入れたことは、翌週に東北方面医務官だったか自衛隊仙台病院長から聞いて、初めて知りました。

——DP号の乗客ですが、香港にて下船した人がコロナに感染していることが2月1日に判明、

報道されました。この時、どう感じましたか？　また、ご自身へのDP号派遣命令については、どう思っていましたか？

クルーズ船での感染者は、恐らくこの方だけではないだろうというのが第一印象で、大ごとにならなければいいなとは思っていました。また、日本の検疫態勢はしっかりしているという認識があったので、正直、ここから国内に広がるということは、あまり考えませんでした。

この時点では、陸上自衛隊の幕僚監部などからの情報でも、まだDP号派遣の動きはなかった。なので、むしろ東部方面衛生隊が政府チャーター機で武漢から帰国した邦人らの受け入れ支援を開始していましたので、そちらの仕事量が大きくなった場合、増援の任務が来るのではないかと考えたほどです。

出動前の準備と隊員の士気

東部方面衛生隊は東京都練馬区朝霞駐屯地にあるが、武漢からのチャーター機帰国者たちの宿泊先として設けられた国税庁税務大学校の寮施設（埼玉県和光市）へ災害派遣され生活支援活動をしていた。

――2月初め段階では、新型ウイルスの正体や感染症の経緯について、医科学的にはほとんど何も分かっていませんでした。中国の感染拡大が報じられて、日本で不安が広がりつつありました。自衛隊がDP号乗客乗員の生活や医療面での支援をすることになり、生活支援部隊の指揮をとった井内さんですが、ご自身が感染しないかという不安はありましたか？

東北方面衛生隊のDP号派遣が具体化したのは、2月3日の夕方以降でした。その際、未知の事が多かったことから、不安がまったくないわけではありませんでした。しかし、日本国内での活動であり社会的にも注目され、各種の支援が受けられる可能性が高いこと、先に活動していた東部方面衛生隊長から活動の情報をもらえたことから、大きな不安は感じていませんでした。

――職場の周りの様子はどうでしたか？　緊張感とか、やる気とか……。

衛生隊としては前年2019年秋に台風19号の災害派遣を実施しており、その際派遣を希望する隊員が多かったのですが、派遣の規模が小さかったため、少数の隊員のみの出動となりました。

このため、「今度は私が！」という隊員が多くいまして、わが衛生隊としては前向きに準備を進めることができました。ただし、今回は相手が見えないウイルスなので、感染予防はじめいろんな観点から十分な準備が必要だとの共通認識が、全体にありました。

——いざ出陣！と言いますか、DP号乗り込みにあたり、物資の調達はじめ、どのような準備をしたのですか？

駐屯している仙台を出発する際には、複数の活動内容、例えば、乗客に対する食事の運搬、ごみの回収、施設等船内の消毒、ＰＣＲ検査検体の採取、診療の支援等が示されていました。しかし、具体的な内容は現地に行ってからしかはっきりしないだろうと考えていました。そこで東部方面衛生隊からもらった情報を基に、仙台駐屯地においては、予測し得る活動に最大限対応できるように衛生隊及び他の部隊の災害派遣要員に対し感染症に関する教育を実施しました。

同時に、特に宿泊支援に回る部隊に対しては、次のような準備をした。
▽感染防護衣の装着・脱衣訓練
▽支援活動で考えられる限り必要な装備品の選定と積載
▽衛生隊で必要な量を保有していないアルコール消毒液等の消耗品の見積と足りない分の補充
▽横浜港まで長距離移動に向けた車両の点検等
準備をしっかりやることこそ、部下たちから不安を拭い、自信を持って現場に臨めるのだと

井内は考えていた。

——仙台を出発する時は、ご家族も不安があったと思います。どのようなやり取りがあったのでしょうか？

仙台は単身赴任中であったため、派遣直前は家族と電話でしか話をしていませんが、妻からは、「家のことは心配しないで、今までの経験や勤務で得たものをもとに、思う存分頑張ってきて下さい」と、思い切り背中を押されました。

——しっかり者の奥さんですね。で、横浜港に到着したわけですね。

2月7日午前6時ごろ、横浜港に着きました。埠頭には、陸海空を束ねる統合幕僚監部の現地調整所が設置されていて、ここと連絡を取り、既に到着していた海上自衛隊、航空自衛隊の部隊の掌握に努めました。

すると、海空の両部隊が、防護衣の着脱等が未経験であること、井内の隊のような衛生科隊員がいないことを知る。

たまたま翌日8日にDP号は船内で溜まった生活排水を捨てるため沖合に出ることを現地

調整所から知らされました。この時を活用しようと、衛生面や情報管理、感染予防の教育と訓練を行うことを決めました。

場所として、横浜港の埠頭ターミナルビルと我々の宿泊場所となっている防衛省チャーター民間貨客船を使いました。

仙台から持参した期限切れの防護衣を使って、わが隊の看護官が防護衣の装脱着などを指導、あすからすぐに戦力として働けるようしました。

期限切れの防護衣を持参とは、井内1佐の用意周到さが垣間見えた。民間で、これがあるだろうかとふと思った。

陸海空の混成部隊を訓練

教育と訓練を指導したのは、井内が隊長として率いる東北方面衛生隊の看護官、青木舞《あおきまい》だった。1等陸尉だ。

DP号での活動で、のべ約2700人もの自衛隊員が誰一人感染しなかった、その大元の訓練とはどんなものだったのか。

青木とのメールによる一問一答だ。

――井内隊長率いる陸自の衛生隊とは別に、海上自衛隊と航空自衛隊が加わった混成部隊で、感染予防などの訓練を指導されました。

はい、横浜港に着いた翌日の7日朝9時ごろ、待機場所に設定されていた埠頭ターミナルにある会議室のような部屋で行いました。

海自・空自の隊員約30人に対し、タイベックスーツ（つなぎ服）の着脱要領について、また、ターミナルビルからDP号まで移動する際の動線について指導しました。

8日は、隊員が宿泊場所としている船〈はくおう〉内の食堂において、陸・海・空の隊員約60人に対して、手洗い・アルコール消毒・マスク着脱の要領について教育をしております。

内容は順を追うとこうだ。

▽タイベックスーツの着用要領について模範を示しながら海自・空自の全隊員約30人が着用する

▽スーツを着た状態でターミナルビルからDP号へ歩いていく動線を確認

▽脱衣スペースで、タイベックスーツを脱ぐ要領を全隊員が実施

ターミナルビルとDP号を行き来する動線ですが、清潔なスーツでDP号へ向かうルートと、その日の任務終了後に汚染されているかも知れないスーツでターミナルへ戻ってくるルートが決して交差しないように指導しました。

――初期の海自、空自の隊員は過去に衛生隊を経験していないと聞きました。そうした人たちにもしっかり理解してもらわなければなりませんね。

実演の際にここがポイントだと何度も強調しながら行いました。また、タイベックスーツに付属している説明書を一人ひとり手に取って見てもらいながら指導しました。

一回の教育では覚え込むのが難しいと考え、実践に入ってからもスーツを着用する際は、私が現場を見回って様子を確認しました。同時に、隊員同士でもチェックしあえるようにしました。

特に脱ぐ際のゾーニングの確認と順序が重要なのですが、脱衣スペースの中にテープを貼って、汚染区域、清潔区域、その中間である緩衝区域の3エリアの境界線を明示しました。区域ごとに、アルコール消毒をする、半長靴を覆うビニールカバーの紐を外す、アウター手袋（二重の外側）を外すなど、手順を書いて掲示しました。それによって視覚的に確認してもらえると考えたのです。

その後、実際の任務が始まった時、青木は脱衣の際にあらためて順序を説明しながら、確実にできているかをチェックして回った。

1時間ごとに任務にあたるメンバーが交代するため、1つのチームがタイベックスーツを着用する場に立ち合い、終わると脱衣スペースへ駆けていき、やって来るチームの対応に備えた。

――コロナウイルスは、ほんのちょっとした隙に浴びてしまいますよね？

当時、未知のウイルスといわれていましたが、感染の経路としては、飛沫感染、接触感染があり、アルコールか次亜塩素酸溶液による消毒で対処が可能との情報を得ていました。そのため、確実な感染経路の遮断と手指消毒を行うことで、自らが感染するリスクは少なくなると判断しました。

隊員が新型コロナウイルス対応に必要以上に恐怖心を抱くことがないよう、そうした情報をしっかり伝え、待機の間も含め正確なマスク装着、アルコール消毒および手洗いの徹底を強調していました。

また、実際の任務の際にはタイベックスーツの正しい着用と、脱衣の際のゾーニング区画の順守、脱衣順序は特に強調した点です。

――訓練を受ける〝生徒たち〟の反応は、どんな具合だったのでしょうか？

真面目に取り組んでいる印象でした。初めての隊員も多かったのですが、繰り返しタイベックスーツを着用するにつれて、隊員同士で隙間の有無をチェックするようになっていました。

不安なら指揮官を見ろ

この訓練の直後から、下船する乗客がメディアに晒されないように隊員たちがブルーシートで覆いながら移動する、プライバシー保護が開始されている。

青木舞看護官はしばらくの間、隊員たちの動きに寄り添って感染予防ができているかのチェックを続けた。感染は、防護衣を脱ぐ際に起きやすい。青木が続ける。

脱衣スペースの入り口など数カ所にはアルコール消毒の場所を設け、汚染区域と緩衝区域の境界にごみ袋を設置、緩衝区域と清潔区域への境界には交換用のマスクを置くようにしました。

教えっ放し言いっ放しにしない。訓練が実践で生かされているかどうか、指導した者がチェックするのが一番確かだろう。このシステムは、「隊員の感染ゼロ」に導いた具体的要因の一つだと思う。

DP号で、自衛隊は生活支援と医療支援に分かれていたが、井内裕雅1佐は生活支援部隊の指揮に回った。井内が語る。

医療支援の部隊は、統合幕僚監部の現地調整所との話し合いで、速やかに船内活動を始めていました。そちらは医官、看護官といった衛生に関する専門技能の高い隊員であったことから任せられると判断して、私は主に生活支援部隊の指揮を執りました。

陸海空混成部隊であり、互いに初顔合わせのため、まずはコミュニケーションだと考えました。全員が一体感を持って臨めるようにと、年齢層で複数のグループに分け懇談等を実施しました。

——生活支援部隊は、陸海空、それぞれどれくらいの規模ですか？

当初の人員は、陸自の隊員が約30人、海自及び空自が各約15人でした。最終的には最大、約１５０人まで増員しました。

混成部隊で毎日、朝礼、仕事を終えての終礼を実施しました。全隊員に、衛生教育を徹底し、現場での訓練を翌日からしっかり反映させるようにと言いました。

任務が開始されて、しばらくの間、井内は隊員たちがなじんでいるかどうか気がかりだった。

基本的に1日1回のミーティングを実施、当日の活動成果をみんなで情報交換し共有することが大事だと考えました。翌日の予定についてもしっかり把握させるとともに、指揮官としての方針や注意事項の徹底を図りました。

医療支援班の方は、厚労省の指示を受けて統幕現地調整所の要員が常時動いていました。

井内隊長が、これだけはと自分自身に言い聞かせたことは何か。

単純に任務の完遂です。多くの部隊から隊員を預かっていましたので、事故なく、自衛隊から感染者を出すこともなく部隊にお返ししなければならないと。

自衛隊に入って半年の隊員もいましたし、空自海自からの者は衛生科というものを体では覚えていません。任務で疑問が湧いたり迷ったりした時は、すぐ周りに相談するように指示しました。相互の連携を維持でき、高いモチベーションが保てると思ったからです。

――そのための環境づくりは？


まず私自身が、必要と感じたらすぐに上級部隊等に意見具申するようにしました。

また、事故から隊員の命を守るため、順守すべきことは確実に順守するよう厳しくあたりました。

組織として行動する際、「各人が困った時、不安に感じた時は指揮官の顔を見ろ」と教えられていますので、隊員が私を見てさらに不安にならないよう、安全管理、健康管理、感染防御以外の些細な事には努めて寛容・平然としていられるようにしました。


『恐れず、侮らず』を合言葉として動くように話し、自身にもそれを言い聞かせていた。

そして、３７００人余を相手の生活支援活動が始まった。

第3章

乗船者3700人の命と暮らし

陸海空の混成部隊で支援

任務、乗客のプライバシー保護も

自衛隊が二手に分かれての生活支援と医療支援で隊員たちがどのような思いで何をしたかは、詳しくは知られていない。

井内裕雅隊長率いる生活支援部隊は、次のような活動だった。

▽船内の消毒支援
▽生活物資の搬入・仕分け
▽ＰＣＲ検体採取関連の介助
▽感染者の下船に伴うプライバシー保護支援

また医官看護官が中心の医療支援は、
▽厚労省による検疫の支援。つまり、乗客・乗員のＰＣＲ検体採取と結果の通知
▽全般的な健康相談
▽医薬品の整理・配分
▽救急車による患者搬送

船内の消毒作業は、廊下、階段、手すりなどの共用部分を、アルコールを使い手で拭った。往復しないで一方向でする。

作業にあたって、井内が言った注意事項があった。

放っておいても隊員は一生懸命に作業をしようとします。フェイスシールドで視界が狭くなることもあり、慌てないでいい、ゆっくりゆっくりやれと指示しました。

また、船内には高価な絵画や彫刻があったので、壊さないように気を付けろと念を押しました。

――ゆっくりやれというのは、自衛隊には似合わないと思いますが。

そうなんです、ゆっくりやれと言うのですが、結局頑張ってしまうのですよ。

器物破損などの事故はなかった。

乗客への食事だが、これは、船側のスタッフが各個室へ運んだ。

ランチボックスを個室のドアノブにかけて回るくらいはできたのですが、「サービス業務なので乗員がやります」と言われました。

下船時のプライバシー保護とは、ダイヤモンド・プリンセス号の周囲から報道各社のカメラが狙っており、下船時に乗客の顔を隠すためブルーシートで幕を張ることだった。

中には、300メートルくらいも離れた所から狙っていたカメラもありました。PCR検査で陽性と出た人は病院搬送するのですが、顔がテレビに映るのは嫌じゃないですか。救急車に乗るまでカバーしました。

自衛隊にしてはと言えば叱られるが、私自身描いていたイメージからすれば、意外に細やかな配慮をするのだと思った。警察が事件発生時、特に悲惨な現場や被害者関連のものを見られないようにブルーシートで隠すことは、テレビニュースでもよく見かける。が、自衛隊がするとは。

聞くと、埠頭に防衛省が設けた統幕の現地調整所からの指示だった。

あたり前のことだが、自衛隊では陸海空共通で位（階級）が上だと命令に従わねばならない。で、私などは単純に、何事も上意下達の世界だろうとイメージしていた。

しかし、違った。井内が続ける。

例えば、ある作業内容について、我々陸自だけが知っていると、海自も空自も面白くないと思います。また、隊長だけが知っていて部下が知らない場合も同じです。だから、分からない時はすぐ聞くように、気づいたことは即、口に出せと指示しました。

私自身、知らない事は知らないとはっきり部下に言ってきました。

隊員の感染防止対策

井内の部隊がＤＰ号に乗り込んだ時はすでに船内のゾーニング設定はできていた。隊員が着用する防護装備は次のものだった。

▽N95マスク

▽ゴム手袋（二重にはめる）

▽前かぶりの長袖ガウン

▽ゴーグル

▽フェイスシールド

▽エプロン
▽キャップ
ただしDP号での感染拡大が判明して以降、陽性者との接触の可能性がある際は、すべてタイベックスーツを着用した。上下つなぎの白い服だ。

感染は、防護服を脱ぐ時、ほんの一瞬の隙で起きると井内は言う。


感染防護を基本通りやっていれば、大丈夫なんだよと隊員には教えてきましたが、その言い方の匙加減が難しい。楽観的になられてもダメ、不安過ぎてもダメですからね。最初は緊張感もあり几帳面にしていたのが、仕事に慣れてくると、どうしても気のゆるみが出てきます。


温和な井内だが、隊員を怒鳴りつけることもあった。

汚染区域から清潔区域へ行く境界線を跨ぐ時に隊員がまさに気のゆるみから杜撰な動作をした時だった。

隊員は、まず脱衣エリアで防護衣を脱ぐが、最後の半長靴を覆うビニールのブーツ（袋状のもの）だけは履いたままで、境界線の手前に立つ。で、片方の足だけブーツを脱ぎ、清潔ゾーンへ踏み出す。今度はその一本足で立ち、残った汚染ゾーン側のブーツを脱いで跨ぐ。これでやっと両足で清潔ゾーンへ立つことになる。

井内は脱衣エリアの陰から、そのポイントを見ていて、杜撰な跨ぎ方をする隊員を見つけた。

ダメだ！と声を上げました。

二つ目のブーツを脱いだら清潔ゾーンへ足を降ろすのに、微妙に汚染ゾーンに降ろしたのです。

注意すると、すみませんと。

慣れが命取りになるからねと諭します。

期間中、5～6回注意しましたか。私以外でも現場で指導している者はそこを特にしっかり見ていました。

これは大変な仕事だと思った。二足目のブーツ、ちょっとふらついて汚染ゾーンに着いてしまうことは気を付けていても起こるだろう。日常の訓練が体にしみ込み頭もそうしろと命じていても、一瞬の気の緩みは出る。

〈まえがき〉で述べたが、同じDP号で検疫所や船会社の医師ら9人が感染したのに、自衛隊はこの任務でのべ約2700人の誰一人感染しなかったのはなぜかをずっと頭の隅に置きながら取材してきた。

自衛隊と民間との違いは、日頃からの訓練だけでなく、時には現場においても教育と訓練があり、さらに、実践の場でチェック機能が働いていることなのだ。

例えば、乗客を病院へ搬送する際、車内の運転席と患者の間をビニールで仕切る、さらに外部にウイルスが漏れないよう隙間があればビニールテープで目張りした。搬送を終え戻ってきたら、念入りに車内消毒をした。

確かに、隊員はいつどこで感染するか分からない。では、彼ら自身の健康管理はどうしていたのか。井内が続ける。

毎朝・毎晩の体温測定と健康チェックを各人ごと確実に実施させ、記録・報告させていました。朝礼時には各班長が班員の体調をそれぞれに直接確認しました。

活動に慣れてきたころ、報告が遅れがちになったため、健康管理全体を見る隊員が、かなりうるさく指導したようです。

おかげで、体調不良者は出ず、業務を円滑に進めることができました。指導を担当した隊員はかなり苦労したと思いますが。

民間の企業・団体、どこであれ憎まれ役がいないと規律が乱れ、仕事がいい加減になりがちだ。

――隊員にもし感染者やその疑いのある者が出た場合の対応処置は？

もし発熱等の症状があった場合には、他の隊員に影響が及ばないよう当該隊員と濃厚接触者を直ちに居住空間を分けて隔離し、その後、自衛隊中央病院になると思いますが、診断を受けることになったでしょう。

近くに停泊の民間船で寝泊まり

生活支援・医療支援の部隊員のほとんどは、横浜港に停泊する民間の貨客船〈はくおう〉で寝泊まりをした。本牧埠頭に停泊しており、その北東方向2㎞ほど、大黒埠頭にDP号があった。〈はくおう〉は、防衛省との契約で緊急時に対応できる状態にある。

部屋は感染予防を考え、個室だった。隊員の一日のスケジュールは次のようなものだ。

6時　起床・検温
　　朝食（各個に弁当）

7時　　　朝礼
7時20分　本牧埠頭出発、大黒埠頭到着後、各種の準備
8時　　　支援活動開始
11時〜13時　各班ごとに交代で昼食（弁当）
17時〜21時　各班ごとに交代で夕食（弁当）
19時〜23時　活動終了後、異常の有無を確認し、各班又は全員まとまって本牧埠頭へ帰着
　　　　各班でミーティングの後、終礼
　　　　部隊本部及び各班長によるミーティング
　　　　入浴、休養
23時　　　消灯

任務期間中、休日はほとんどなかったが、上官が業務の状況をみて、適時、各班交代で休憩を取らせていた。

〈はくおう〉での休憩時間、隊員たちはどのように過ごしたのか？　指揮官の井内裕雅1佐が語る。

3月1日までの間、活動が早く終わる日もあり、その際は隊員が各人の部屋でテレビを見たりスマホ動画で楽しんだりしていたようです。

また、任務終了後の健康監視期間は、我々の上部機関である東北方面総監部から、マッサージ機、DVDプレーヤー、各種DVDソフト等の厚生物品が送られてきたので、ゆっくりと過ごすことができました。また、〈はくおう〉内にトレーニングルームがありましたので、そこで運動して汗を流す隊員もたくさんいました。

――今回の派遣活動は、地震や大雨被害など、これまでのケースとはまったく異なるものですね。未知のウイルスという強敵に晒されながらの極めて特異な、誰もしたことのない仕事でした。いま振り返って辛かったこととかありましたら。

隊員はよく指揮下に入り、しっかり行動してくれました。生活の基盤も〈はくおう〉という良好な環境であったことから、特段、辛いと思ったことはありません。

敢えて上げるとしたら、何度も引っ越ししたことです。ある意味ありがたいことなのですが、要員が増員されたことにより、〈はくおう〉からもう一隻の民間のチャーター船〈シルバークィーン〉へ引っ越し、かと思えば派遣態勢の整理により減少したため、また〈はくおう〉へ戻った。2回の大きな引っ越しをしなければなりませんでした。

本来の業務ではないことで、隊員にかなりの負担を強いました。やる気の低下を心配しましたが、杞憂でした。

任務終了後の新たな不安

――任務終了後の健康監視期間は2週間あり、その最初と最後にPCR検査を受けなければならなかったわけですね。

結果の通知を受ける日は、私自身2回とも、ほんとにドキドキしていました。

――最も楽しかったと聞くのは不適切ですが、最も癒されたとかホッとしたことは？

自衛隊の派遣者から感染者が出なかったものの、DP号の乗客等においては、死者が出ていることから、活動に関して楽しかったという感情はありません。ただし、派遣活動中、日常の何気ない隊員の行動等でうれしいと感じたことは多々ありました。

衛生隊に配属されて間もない陸士隊員を参加させましたが、彼は、自分が一番後輩であることを自覚して、先輩の指導を受けつつも、毎日待機場所の環境を良好にするため自主的に清掃やごみの片づけを実施してくれました。

また、活動期間中、いただいた厚生物品ですが、隊員の士気高揚、戦力回復をもたらすのに役立ちました。

これについては、ある陸士隊員が自ら積極的に、それらを管理する厚生担当の係をしたいと申し出がありました。やりなさいと答えると、最後まで物品の管理とみんなに公平に行き渡るようにしっかり務めてくれました。

また、現場で行動する経験の浅い陸曹・陸士のみんなが問題認識を持って動き、自発的に多くの意見具申もしてくれました。そのことで仕事を日々改善、向上することができたわけで、うれしくかつ頼もしいと感じました。

――今回の活動で、ご自身として学んだことは何かありますか？

たくさんありますが、大きくは二つです。

まず、基本・基礎の重要性です。今回の活動が成功した要因はたくさんありますが、最大のものは、隊員一人ひとりが責任感と使命感を持ち、それぞれの指揮官から命令・指示された感染防護や活動の基本動作を忠実に実践してくれた。つまりあたり前のことをあたり前にやり続けてくれたことにあります。

日頃の部隊訓練においても同じことを繰り返し指導していますが、今回、まさにそれが実証されたのだと思います。私がやってきたことは間違いなかったのだとあらためて思い、自信と確証が得られました。これは今後への大きな財産となりました。

二つ目は、連携の重要性です。今回の活動では、厚労省、地方自治体、ＤＭＡＴ（災害派遣医師チーム）等の防衛省以外の組織と連携しました。さらに、省内でも海空自衛隊とともに活動にあたりました。

組織の慣わしや価値観の違うもとですぐに共通認識を持ち円滑に活動できたわけではありません。

心を一つに共通の目標達成に向けて、積極的に意思疎通を図り、お互いを尊重して信頼関係を築き、情報も共有して行動するように努めました。結果、各組織がしっかりと連携し異なるものが有機的につながることになり、任務を達成できたのだとあらためて認識しています。

――長い自衛隊生活のうちで、まさに稀有の経験であり、手探りの毎日だったのですね。

私はこれまで、災害派遣における現場の活動や国際活動に直接従事することがなく、いわゆるオペレーションに関しては、国や自衛隊に貢献することができませんでした。

今回、このような活動の場を与えられ、とりあえず最低限の任務は完遂できたものと認識しています。これまで育ててくれた自衛隊に対し、そして支えてくれた家族や先輩・後輩の皆さん、そして国民の皆さんに対し、少しでも恩返しができたのではないかと考えています。

心ない報道に胸を痛めた

衛生科としては〝素人〟だった海空の混成部隊に感染予防などの指導と訓練をした青木舞看護官だが、DP号でその後、所属する衛生隊とともに支援の任務に就いている。

次のような仕事だ。

2月9日～11日、ターミナル内に設置された物品の管理、つまり、タイベックスーツ等防護衣の数量をチェックして補充する。アルコール剤やディスポーザブル手袋、トイレのハンドソープやペーパータオルの補充と廃棄物の処理。

隊員のタイベックスーツ着脱時に見回り確認、脱衣スペースを清潔に管理するとともに廃棄物の処理や電灯の充電を行った。

そのあと、12日から21日まで船内における医療支援部隊の一員として、主に検体採取介助の任務にあたっている。

つまり、青木は、最初に訓練指導、続いて生活支援、医療支援と異なる三つの職種をこなしていたのだ。

――船内でのあなた自身の任務中、最も印象に残ったことは何です？

訓練指導官としては、感染防護対策に不慣れな隊員に対して、その扱い要領を徹底するのに困難を感じた瞬間もありました。隊員たちは緊張していたと思いますが、結果として生活支援部隊みんなが必死になってやり遂げてくれたことが印象深いです。

――医療支援の時はどうですか？

医療支援部隊は厚生労働省統制下の業務でした。検体採取をした乗客の中には、同室者が感染して下船され、一人で残られている外国の方などもおられ、感染の不安や孤独の辛さを表に出されることもありました。

そのような時に、言葉の壁があるため、自分は求められている対応ができていないのではと悩むことがありました。

また、DP号の内部に関して、偏った報道が為され、葛藤が生じたこともあります。

――そうなんですか、具体的にはどういう？

「支援が来てくれない」「求めているのにしてくれない」などの報道が、テレビとインターネットで流れました。DP号には様々な支援者・団体が介入しており、すべての乗客に対してニーズに合った支援ができなかったかも知れません。しかし、まったく支援ができていないかのような報道には、葛藤が生じました。

青木は「葛藤」と柔らかな言葉を使ったが、わが身を感染の危険にさらし必死に働く者としては、どんなにか心が痛んだと思う。

――逆に、最も心が癒されたのは、どんな時ですか？

衛生隊の同僚や同じ任務に従事している隊員と顔を合わせたりコミュニケーションを取ったりする時は、安心感が得られて癒しになりました。

また、看護師の先輩や同僚、家族から応援メッセージや慰労の品、これはスキンケア用品やお菓子類でしたが、届いた時は励みになるとともに温かい気持ちになり、活力が湧いてきたものです。

――DP号における仕事は、通常の災害派遣活動とはまったく異なるものでしたよね？

相手が未知のウイルスであり、空気感染する可能性や潜伏期間が最長24日などという報道もありました。

私たちが行っている感染防護対策では不十分かも知れないという不安をずっと引きずっていました。

――遡りますが、最初にDP号へ行くことを命じられた時は、どのような気持ちだったですか？

すでに自衛隊の看護官が政府チャーター機に同乗して武漢まで邦人とその家族らを迎えに

行ったり、帰国者の生活支援を行ったりしていると聞いていましたので、できれば私自身も貢献をしたいという思いがありました。

――仙台を出発された時、ご家族とどのような会話をしましたか？　また、ご家族の反応はいかがでしたか？

2月6日朝、メールで本日出発になる可能性があるとの情報が入りました。もしかしたら出勤してそのまま派遣になるかも知れないと夫と子供たちに話すと、応援はしてくれましたが実際は戸惑いが大きかったと思います。

私自身、本当にその当日に出発することになり、朝の会話を最後に長い間家を空けるとは思いませんでした。

出発の時はまだ行先や任務が明確ではなかったので不安がありましたが、それ以上に与えられた任務を完遂しようという気持ちが勝っていました。

――DP号での任務が完了した時、その日の夜とか、どんな気持ちでしたか？

終えた時には達成感を感じました。同時に、自らも感染しているかも知れない、という不安感がありました。

訪れた心の安堵

――任務が終ったあと健康監視の2週間、2回のPCR検査がありましたね。

不安でした。2回目の検査も陰性であると知り、初めて心から安心しました。

また、同僚たちも全員陰性だったと聞かされて、本当の意味で任務が終了したのだな、とホッとしました。

ただ、PCR検査は100%ではないこと、潜伏期間が不明確だったことから、完全に不安が消え去ったわけではありませんでした。

――部隊と仙台へ戻り、帰宅されて、ご家族は、どう言って迎えてくれましたか？

温かく迎えてくれました。健康監視期間中から子供たちからは「いつ帰ってくるの？」と何度も言われていまして、「やっと帰ってきた、遅かったね」と。

帰った夜は子供たちに挟まれて眠る幸せを実感しました。夫も自衛官ですが、およそ1カ月間、仕事をしながら一人で家事・育児をやってくれました。「本当に大変だったよ」と言っておりました。（笑）

仙台に戻った当日、弟の結婚式が出身地の青森県であった。青木は欠席するしかなかった。

健康監視のため出席できませんでしたが、親、弟夫婦は私の任務を理解してくれており、労ってくれました。

――ＤＰ号での任務全体を振り返って、いま思うことは何でしょうか？

活動に携わった隊員が一人も感染することなく、任務を終了できたことは大きな成果だと思いますが、ＤＰ号では７００人以上の感染者が確認され、お亡くなりになった方もおられます。その事実は重く受け止めなければならないと思っています。

――ＤＰ号と武漢チャーター機帰国に対する災害派遣活動では、のべ約２７００人の自衛官が従事しましたが、誰一人として感染しませんでした。あなたは、なぜだと思いますか？

基本的な感染防護対策が徹底されていたからだと考えます。

仙台帰着後、青木は人事異動で自衛隊仙台病院勤務となっていた。

――ＤＰ号での災害派遣活動は、通常の派遣と比べて滅多とないものでした。誰でも経験できるものではないですよね。何か学んだことはありましたか？

基本事項が重要であると再認識しました。感染予防対策や検体採取の介助は、現在、病院の看護官として日常的に行っております。

今の仕事に困難を感じることなく取り組めているのは、横浜港での経験があったからだと思っています。

また、ＤＰ号では陸海空の各部隊から医官や看護官らが集まっており、面識のない隊員がほとんどで、当初は相互の連携や情報共有、情報伝達が不十分な場面もありました。しかし、医療という同じ目標のもとで、すぐ連携もスムーズになり任務にあたれた点が、大きな成果につながったと思います。

――今回の経験を、今後どんな風にというか、どんな点で生かしていければとか、思うところがあれば。

今回の活動で学んだことを職場のみんなで共有していくのが大事だと思っています。日々の地味な業務の積み重ねが重要であることを再認識しましたので、それを自分に言い聞かせるとともに、後輩たちの育成に活かしていきたいと思っています。

その後、２０２０年12月から再びコロナが感染拡大していることや、いま社会に対して何か思うところはと聞いた。

新型コロナウイルス感染者数が増加しているとのニュースに日々心を痛めています。まだまだ長い戦いになるかと思いますが、一人ひとりが意識を強く持ち対応していけたらと思います。

意見具申——上官をも批判せよ

正直なところ、自衛隊の医療スタッフは、しっかりしているという印象を新たにした。しかし、彼らもまた、戸惑いと苦悩の中で、それを乗り越えてきたのだ。

実は、あの井内裕雅衛生隊長は、DP号での活動開始から間もなくのころ、そんな悩める部下がいることを知った。井内が語る。

ある隊員が、今回の派遣活動は内容として本来自衛隊が実施するような業務ではないのではないかとの疑問を持ったのです。自分たちには、もっとやらなければならない事があるのではないかと。

考えをめぐらした井内は、その隊員に切り出した。

「乗客下船の際、プライバシー保護でブルーシートを張って移動したり、荷物を搬送したり、その他生活物資の運搬などは、確かに単純な作業かも知れない。けれども、その活動の場は未知のウイルスがどこに潜んでいるかも分からない危険な場所だ。接触する乗客乗員についても、誰が感染しているか分からない」

部下は反論した。

「危険な環境であることは理解できます。しかし、例えば我々が初期に実施したことをしっかり他の機関や団体の方々に伝えれば、十分できるのではないでしょうか？」

「この災害派遣では、万が一にも新型コロナウイルスを外部へ漏らして感染拡大を許したり支援スタッフが感染したりすることも許されない。

その意味から国民は我々を支持し期待をしているのだと思う。それに応える活動なのだ。全うできるのは、防護衣着脱の訓練、衛生隊装備である戦闘用防護衣も含め、訓練を積み重ね感染予防を体に叩き込んでいる自衛隊以外にない。

我々こそこの任務にあたるべきであり、日々の厳しい訓練はこのような日のためにあったのだ。そこを今一度よく考えてほしい。

きわめて重要な任務であり、遂行できることを誇り思い、一緒に頑張っていこうじゃないか」

部下の隊員は、その後、前を向いて汗を流すようになった。

私は、井内1佐を取材中、「意見具申」という言葉を幾度も耳にした。自分も上に対して行うし、部下にもするように言っていた。新鮮な驚きだった。

意見具申とは、現状にはこういう欠陥があるから止めるべし変えるべしと上司に訴えることだ。自衛隊という軍隊では上官の命令は絶対だから、下は余計なことを考えず、黙々とそれを実行するばかりだと思い込んでいた。

が、まったく違っていた。

軍隊だからこそ、現状のシステムや指揮系統に間違いがあれば、即、正さねばならないのだ。なぜなら、有事の際、そのちょっとした欠陥こそが死をもたらすのだから。

人は誰しも間違いを犯す。衛生隊長の1佐だから師団長の陸将（旧軍で言う将軍）だから、間違わないということはない。間違いを正し疑問の穴を埋める分だけ命が救える世界なのだ。有事でそれが浮き彫りになる。自衛隊の本質部分だった。

思うに、かえって民間企業の方が、上司が間違っていても意見具申しない。かつてバブルに踊って社長が「お山の大将」になり、側近が言いなりの結果、社長の判断ミスで企業倒産というのを幾つも見聞きしてきた。出世したい社員は上司に逆らわない。

DP号と武漢帰国の災害派遣には、のべ約2700人の自衛隊員が従事し、誰一人感染しなかった。（2020年版防衛白書）

残念なことに、ＤＰ号に乗り込んだ厚労省検疫官や船会社の医師ら外部から対策に入った9人の感染が確認されている。（厚労省が運営する国立感染症研究所サイト発表の月報ＩＡＳＲ同年7月号）

井内裕雅隊長は、その後仙台から異動し、東京都世田谷区の三宿駐屯地にある衛生学校の教育部長として、若者の指導にあたっている。

第4章

PCR検査、陽性者続出

検体採取と結果報告の医官たち

対特殊武器衛生隊

ダイヤモンド・プリンセス号において、自衛隊による医療支援活動の一翼を担ったのは、陸上自衛隊対特殊武器衛生隊だ。

今回の取材で初めてこの「対特殊武器衛生隊」という名を聞いたのだが、正直、うっ⁉と身を引くと言えば大袈裟だが、軽い衝撃があった。名前は何ともいかめしい。しかし、考えてみれば、自衛隊は、有事の際、あらゆる兵器に対応できなければならない。

先述した井内裕雅の衛生隊は、いわゆる衛生兵の部隊で、有事には傷病兵の応急治療を行う。それに対してこの隊は、生物兵器、つまり細菌戦に特化された衛生科部隊だった。

陸上自衛隊は、北海道から九州まで5つにエリア分けされて、それぞれに方面隊というのが置かれている。北海道なら北部方面隊、九州は西部方面隊という具合だ。衛生隊は、それぞれの方面隊に一つずつある。

しかし、対特殊武器衛生隊は、全国でたった一つだ。「陸上総隊」という組織に所属する。陸上総隊は、有事の際は5つある方面隊を束ねて指揮を執るという。

対特殊武器衛生隊は、隊員約90人からなる。医官（医師）、看護官（看護師）、薬剤官（薬剤師）の他に、臨床検査技師、診療放射線技師、救急救命士、准看護師など医療資格保有者がいる。医療の資格を持たない隊員もいる。

今回、対特殊武器衛生隊に属する治療隊の隊長（医官）はじめ４人の隊員に取材することができた。ＤＰ号での医療支援の他に、成田空港、羽田空港での検疫支援にも従事している。

対面でのインタビューは２０２０年11月27日、世田谷区の三宿駐屯地にある衛生学校の空き会議室で行った。それまでにメールでの一問一答をしていた。

ＤＰ号に乗り込んだ阿部《あべ》信次郎《のぶじろう》医官の話から始めよう。彼は、当時、陸上自衛隊対特殊武器衛生隊に二つある治療隊の一方の隊長だった。２等陸佐。

彼が日本で新型コロナウイルスの感染者が出たと知ったのは、２０２０年1月中旬だった。

私の真横に並んで座った阿部が語る。

あるセミナーで聞いたのですが、人から人への感染の可能性に関してはっきりしなかったこともあり、日本ではそれほど拡大しないのではないかと思いました。

家族との会話でも、日本で患者が発生しても、感染拡大はせずにそれほど問題にはならないのじゃないかと話していました。

むしろ当時はアメリカでインフルエンザによる感染者が一千万人以上出たというニュースがあり、そちらのほうが脅威だねと言っていたのです。

――日本には上陸しなかったですが、過去にSARS（重症急性呼吸器症候群）やMERS（中東呼吸器症候群）が流行したことがありますね。

SARSやMERSは比較的致命率は高いですが、その分拡大防止策もしっかりとることができたため、世界中に大影響を及ぼすほどには感染拡大しなかった。そのイメージがあったのでCOVID－19もこれらと同様にそれほど拡大はしないのだろうと考えていたのです。

致命率とは医学用語だが、致死率のこと。COVID－19は今回の新型コロナウイルス感染症だ。ちなみに新型コロナウイルスはSARS－CoV－2とWHO（世界保健機関）が命名している。

――阿部さんの身近で言うと、2020年1月末、武漢から帰国する邦人とその家族を乗せた政府チャーター機に自衛隊の看護官が同乗しました。帰国者のうち、発熱など症状のある人を中央病院が受け入れることになりましたね。

びっくりしたというのが正直なところです。このような状況だと自分たちの対特殊武器衛生隊にあすにでも出番が来るかも知れない、その心構えはしておこうと思い始めました。

実は、そのころ、対特殊武器衛生隊は、武漢帰国者が宿泊した埼玉県和光市にある税務大学校などの施設に食事配膳の生活支援と健康管理支援で出動していた。
阿部はそちらを意識して、DP号の方はあまり気にしなかった。
しかし、間もなくDP号への災害派遣命令が下る。乗船は2月13日と言われた。

自分自身が感染する危険性も十分あり得ると思いました。12日にどのような感染予防策で支援活動を行うべきかを調べようと、環境感染学会、国立感染症研究所のホームページなどから資料をプリントアウトして読み込みました。何をさておいても万全の感染予防策をとれるようにすることで、少しでも不安要素を減らすように努めたのです。

――職場の雰囲気はどうでしたか？

それなりの人数がDP号へ乗り込むことになり、感染の不安と緊張感に満ちていたように思います。部下から、隊長が不在の間はしっかり我々が部隊を支えますのでDP号の任務に集中して下さいと心強い言葉をもらったことが印象に残っています。

――さあ出陣！と言いますか、DP号乗り込みの直前の様子は？

感染症関連の医学書、基礎知識や概論が書かれたものを用意しました。また、派遣日数がどれくらいになるかも分からなかったので、とりあえず着替えなど1週間程度の生活用品を準備しました。

――派遣の人数は？　言える範囲でけっこうです。

だいたい10人程度であったかと。時間の制約から、出発前に全員での打ち合わせは実施できませんでした。ただ、治療隊を束ね上司にあたる対特殊武器衛生隊隊長、副隊長、私の間で打ち合わせを行い、DP号における感染関連の認識共有を図ることはできました。

――阿部さんとしてこれだけは気を付けようというようなことはありましたか？

DP号内ではかなり感染が拡大しており厳重な注意・対策が必要であると考えていましたので、自分以外のすべてを感染源と考えて行動しようと思いました。

具体的には、感染防護衣の適切な使用、一処置一手指消毒の徹底を心に刻み込みました。

また、クルーズ船では、自衛隊以外にも多くの組織の人たちが活動するので、できるだけコミュニケーションをスムーズに取るようにし、全員が共通認識を持って協力し合い行動するように努めようと考えていました。

――DP号のことはすでにテレビのニュースやワイドショーが毎日のように伝えていました。阿部さんを送り出すご家族の方は、どんな思いでしたか？

家族も急なことでびっくりしていましたが、もともと自衛官はリスクのある業務に携わる事がよくあるので、妻や子供たちも理解してくれて「頑張ってね。元気で帰ってきて」という言葉をもらったのを覚えています。

PCR、大浴場でも検体採取

阿部がDP号で行ったのは、新型コロナウイルスに感染しているかどうかを見極めるPCR検査の検体採取で、2月13日から21日まで従事した。

船内には厚労省検疫所の医師・看護師はじめ、DMAT（厚労省が認める専門教育を受けた災害派遣医療チーム）、JMAT（医師会派遣の災害医療チーム）、DPAT（災害派遣精神医療チーム）、日赤病院、国立国際医療研究センター、国立感染症研究所等から派遣された医療スタッフがいた。

阿部たちのチームが乗船した時は、すでに船内の汚染エリア清潔エリアを区切り、動線を決めるゾーニングはできていた。

検体採取は、医官1人と、看護師または准看護師1人の2人一組で行った。採取は咽頭からだった。

乗客は個室で、乗員（船員はじめ船内管理運営スタッフ）は、大浴場に来てもらって採取した。阿部が語る。

船内の浴場は、医療とは無縁のスペースだったため、厚生労働省から派遣された感染対策専門家と協議し、接触感染を助長する可能性がある暖簾を取り去ったり換気のため窓は開放したりすることにしました。

また、一人を検体採取したあとには、防護衣などをアルコール消毒したうえで交換するなど、浴場内での感染対策をより万全にするよう対応させていただきました。

阿部は遠慮がちに表現したが、ここはこうした方が良いとはっきり意見具申をしたということだろう。

第3章で書いた意見具申がここでも実践され、実際に生かされていた。

作業をするチームの防護衣は完全装備だった。

ヘアキャップ、フェイスシールド、N95マスク、長袖のガウン、手袋の着用。

自衛隊の医療・衛生関係の従事者は、どこの部隊であれ、普段から定期的に訓練を繰り返していた。阿部のいる対特殊武器衛生隊の場合、年に3回ほどは感染防護訓練をやっている。

阿部は船上で行われた自衛隊内のミーティングで何度も感染防護を強調した。

例えば、防護衣を脱ぐ時に付着したウイルスなど病原体が自分自身の体のどこかに付着することがあるので、その点は特に注意するよう指導しました。

また、個人防護具着脱マニュアルの熟読、椅子や机などを適宜アルコール消毒すること、物の貸し借りを控えること、自分以外は全部感染源だと考えて気を付けなさいと。極端な話、今みんなが居るこの机もこの部屋も全部にウイルスがいると最悪を考えて行動しなさいと。

また、検体採取時は一回処置するごとにアルコール消毒や個人防護具交換をするよう指示しました。

――部隊長として、部下が感染する可能性については、どのように考えましたか？

支援にきた我々が感染してしまっては元も子もありません。常に、誰一人感染しないで無事任務を終えるのだと強い意識で取り組みました。

そのためには平素からの訓練で体得した感染防護の基本を徹底的に繰り返すことだと。飛沫感染や接触感染を予防するには、それしかないですから。

大浴場で乗員から検体採取する際は、防護装備もかなり厳重なものになった。

手袋は二重に、ガウンもそうで、下に布製、上からビニールガウンを着用した。このガウンとは前から被る割烹着のようなものだ。

一人の検体採取をした後、まず外側の手袋をアルコール消毒し、その手袋とビニールガウンは脱いで廃棄。今度は内側の手袋を消毒したうえで、新しい外側手袋とビニールガウンを着けるというものだ。

検体採取の実施前と実施後、もしくはどこかに誤って触れてしまった時には、必ず手袋をアルコール消毒しました。

通常と比べてかなり厳しい防護基準で対応していたと思います。

個室を訪ねての乗客への検体採取はどうだったのか。

乗客の方々は、船内に閉じ込められた状態が長期間になり、かなりストレスが溜まっている様子でした。個室に入る時には、まず、「自衛隊の医療関係者ですが、よろしいでしょうか？」と声をかけます。

入ってから、「コロナの遺伝子検査、ＰＣＲ検査のために、喉から検体を採取させていただいてもよろしいでしょうか？」

と言います。

皆さんどの方も、早く検査してほしいという気持ちが強かったようで、はい、ありがとうございますという方がほとんどでした。自衛隊がわざわざここまで来てくれたのかと、感謝や激励の言葉をもらって励まされたこともあります。

――検査を拒否する人はいなかったのですか？

私自身は、拒否にはあわなかった。しかし、他の医師たちの話では、検査を願い出たら「う～ん」と同意しなかった乗客もそこそこいたとのことです。

――入国検疫としての医療行為ですから、嫌であってもそれは通らないですよね？

そうなりますね、時間をかけてじっくり説得したようです。

エレベーターのボタン

ＤＰ号では、デッキごとに「アロハデッキ」「カリブデッキ」などと名前が付けられ、何層にも重なっている。移動する際、エレベーターを使わねばならない。阿部はボタンを押す前と後に手指を消毒していたと言う。率先して厳重な感染防護を行っていたわけだ。

普通の街中では病的ではないかと思われるようなことですね。でも、細かいところまで基礎基本を徹底してやったのが、実は大きかったと思っています。それは、個人レベルではなく自衛隊全体でやっていましたね。

思うに、世間一般ではたいていの人は、エレベーターボタンを押したあと、指を汚染されたくないから消毒する。しかし、実際はきれいなボタンを自分が汚染していて次の人にうつすかも知れないのだ。

押す前後に消毒すれば、人にうつさない、自分もうつらないという効用がある。

阿部医官ら対特殊武器衛生隊の一日のスケジュールはこうだ。

宿泊は〈はくおう〉という防衛省チャーターの貨客船でとる。睡眠時間は短く、食事も不規則なうえ感染予防のため三食が弁当だ。自衛隊だからこそできる緊急事態対応だと思う。

5時30分　起床
6時　朝食
6時30分　はくおうからDP号へ移動
7時30分　朝の全体会議（厚労省等も入る）
8時30分　自衛隊内の会議（当日の業務予定伝達、全体会議からの連絡事項伝

達、体調確認など）

9時　乗客の検体採取

昼食は、とる余裕がある際には昼ごろに適宜

午後も検体採取

19時30分　夜の全体会議（厚労省等も入る）

20時30分～23時ごろ　全員の存在を確認し、はくおうへ帰る

23時ごろ　衛生隊長などへ状況報告

23時30分ごろ　夕食

24時ごろ　入浴、就寝

睡眠時間は、5時間あるかないかの過酷な勤務だ。

検体採取のチームがぶつかったのが「言葉の壁」だった。医師たちはまず英語が話せるが、相手の方が分からないという場合があった。阿部医官が続ける。

乗客でポケトークを持っている人がいて、これは助かりました。検体採取の同意書を書いてほしいと私が英語で言って、乗客の母国語に翻訳され、十分対応できました。

ポケトークとは小型の翻訳機でインターネット環境の下で使える。
同意書というのは、スワブと呼ばれる長めの綿棒様のものを喉に突っ込みグルグル回して引き抜くわけだが、その際、血が出ることもあるからだろう。

翻訳機を持っていない方の場合は、まず携帯電話で英語のできる家族、外国にいるわけですが、そこへ電話をかける。で、その家族と私がテレビ電話にして話をし、それを今度は家族が母国語に訳して告げるというやり方です。
これはアジア系の方に多かった。

――ポケトークも英語のできる家族もいない乗客は？

その場合は、乗客の部屋番号を覚えておいて、いったん待機場所へ戻り、防護服を脱いで、船にいる通訳といいますか、それぞれの原語の分かるスタッフがいて、事情を話して客室の番号を告げます。私が個室へ行く時間を示し合せて船内電話をかけてもらい、そこに私がいるという風にしました。

――何という役職なのでしょう？　一人で何か国語も喋れたのですか？

正式な通訳なのかどうか、役職名は知りませんが、みんな「クルー」と呼んでいて、何人かいました。

――クルーに部屋へ電話してもらうアイデアは阿部さんが考えついた?

どうだったのでしょうか、他の人から聞いたという記憶はないですからそうかも知れません。ただ、どこかで「コミュニケーション取れない時は原語のできるクルーの所へ助けを求めに行け」と聞かされてはいました。三つの方法で対応したケースは、けっこうありましたが、それで何とかやり遂げることができました。

文武両道に長ける

実は、阿部は医学の博士号を取得している。

民間の医師は、一般に医科大を卒業後、研修医として2年間学ぶ。勿論、医師国家試験に合格してのことだ。

阿部の場合は、防衛医科大学を卒業後、5月末までの2カ月間、福岡県内の駐屯地にある幹部候補生学校で教育と訓練をしなければならなかった。

十数年前ですが、幹部自衛官としての資質および初級幹部として部隊勤務するうえでの基礎的知識や技能習得のために、法律と戦術の教育を受けました。腕立て伏せもやりました。夕方など自主練成時間といって、毎日50回程度はやりました。
また標高300m余の山を5～6㎞走ったり、約30㎏の背嚢を担いで夜間に30㎞ほどの徒歩行進訓練を実施したあと、患者を担架で運ぶ訓練もしました。

その後、防衛医科大病院と自衛隊中央病院で1年ずつ研修医として働く。修了後選んだ専門科目は感染症内科だった。

最初に研修医で回ったのが、防衛医大の総合臨床部でした。そこで、感染症患者をたくさん診たのです。
例えば、心臓血管外科だったら心臓だけしか診ません。けれども、感染症内科だったらけっこう全身の臓器を診る。心臓、肺、腎臓、尿路などですね。
そこに魅力を感じて、専攻しました。

その後、阿部は病院勤務の後、順天堂大学医学部大学院で学ぶ機会を得た。博士号を取得したのはここでだ。どんなテーマだったのかを尋ね、メールで返事をもらった。

私のような医学の素人にも分かるように噛み砕いて書いていただいたと感謝しているが、それをさらに要約して文脈を違えてはいけないので、いただいたメールをそのまま紹介しよう。

〈肺炎は死因の上位を占める疾患ですが、肺炎の原因で最も多いのは肺炎球菌といわれております。肺炎球菌感染症（肺炎も含めて）の予防のために肺炎球菌ワクチン接種がされており、２０１４年10月から23価莢膜ポリサッカライドワクチンが定期接種（基本的には全額補助ではなく自己負担あり）となり65歳以上の方々が対象となりました。

順天堂医院の総合診療科の患者様を対象にして、主にはこの定期接種前後でワクチン接種率がどのように変化するかを調べたものです。

結果として、定期接種開始後に開始前と比較してワクチン接種率は有意に高値を示しており、ワクチンの定期接種化はワクチン接種率向上に有用であり、さらに接種率向上をするためには、ワクチン接種費用を公費全額補助にすることなどが望ましいことを述べたものです〉

鍛えられた体力があるから勉強の集中力も続くというものだ。そんな文武両道に長ける阿部信次郎医官だが、対面インタビューの時、顔に皺を刻み深刻な表情で「精神的にきつかった」と言った時がある。

当時、ＤＰ号で働いた自衛隊員は任務終了後、健康監視期間として、宿泊場所となっている民間の貨客船〈はくおう〉で２週間を過ごさねばならなかった。全員がもともと個室だ。

ここが震災や大雨被害といったそれまでの災害派遣活動と１８０度異なる点だ。

私などつい思ってしまう。任務が完了したら、即帰宅でき、家族や友人と一杯やることができるのにと。

しかし、〈はくおう〉での２週間、仕事はしない、港を散歩することもできない、閉じこめられた空白の時間だ。そのうえ、最初と最後にＰＣＲ検査があり、陰性と出なければ家に帰ることができない。

困難な任務を無事成し遂げたというのに……。

私は対面インタビューの時、こう尋ねた。

――通常の災害派遣では任務完了といったら自由の身ですよね。自分が感染していないか、不安のなかで２週間、何もしないで陽性か陰性かを待つって、ないですよね？

長かったです。

――どういう心理なのですか？　現場ですでに感染している不安は当然……。

はい。

――私たちなら、大仕事が終わってホッとして、さあ飲みに行こうというところですよ。

そうですね。陽性だったらという恐怖が私にはありました。精神的にはきつかったですね。

思い出すこと自体、辛そうだった。経験のない私には想像がつかない。

2週間のうち、最初の1日目は任務終了で、忙しかったのが終わりホッとして何も考えませんでした。

しかし、2日目で余裕が出てくると最悪のことを考えだしたのです。妻と子供2人、上が高2で下が中2ですが、僕が感染していて重症化したら、この先、家族はどうなるだろうかと考えたりして。後ろ向きになるとどんどん暗くなり悪循環に入ってしまいました。前向きになろうと自分に言い聞かせて、2～3日もすると何とかそうなれて、それからはうまくいったかなと思います。

阿部信次郎医官に好きな言葉は何かと尋ねた。

そうですね、「人間万事塞翁が馬」ですかね。ほんとに、人生何が起きるか分からないので、何があっても諦めない。どういう状況でも常にいろんな可能性、それも最悪を想定しておいて、何とかクリアできるように活動し対応策を考えれば、他の何が来てもやれるんだと普段から意識していました。

ただ、本当に悪い状況が来たら、そういったことすら考えられないかも知れないですけどね。コロナで世の中変わっていくでしょう。仕事一つとってもテレワークとかオンライン会議とか。自分も変わっていかなければと思いますよ。

苦難を乗り越えてきた者の穏やかな笑顔がそこにあった。

PCR、夫妻の片方だけ陽性で下船

阿部の任務は、PCRの検体採取だったが、その結果は、ほとんどの場合、採取の2日目に出た。陽性と出れば病院へ救急搬送され、同室の者は濃厚接触者として隔離された。

検査結果を乗客らに伝える役割を果たした医官に取材することができた。

中山健史《なかやまたけふみ》2等陸佐は、衛生学校で教官を束ねる教官室長の職にあった。

――検査結果を告げた時の様子は？

最初の日でしたが、夫妻のうち奥さんだけが陽性でした。外国からの方で、告げると、「ああ、そうでしたか」と落ちついた様子で動揺は感じられませんでした。

「入院期間はどれくらい？」と聞かれたので「それは、ここでは分かりません。症状が回復するまでどれくらいかかるかによりますし、行った先の病院でお聞き下さい」と。

「陽性の方だけ下船していただきます、医療費はかかりません」と言うと、旦那さんから「残った方はどうすればいいのか？」と聞かれたので、「あなたは陰性ですが、濃厚接触者として隔離しなければならないので、部屋を出ないようにお願いします」と。ご夫妻は、終始穏やかに話をされた。

同じ個室で過ごしてきた夫妻の片方だけが陽性というケースは少なからずあったようだ。PCR検査の初期でもあり、精度の低さゆえという可能性は残る。中山が続ける。

その後、個室を回っていて、別の夫妻ですが、奥さんから「実は、私もかかっていて、あとで夫のいる病院へ追いかけるかも知れないね」と話しかけられたりもしました。

DP号の乗客は、いわば人生のひと仕事を終えて、残る時間をゆっくり過ごそうという高齢者が多かった。中には認知症の人もいた。

夫が認知症で陽性、妻が陰性でしたが、夫だけを下船、入院させることができず、受け入れ先の病院と協議して夫妻で下船してもらったことがあります。

実は、中山医官は自衛隊医官としては一番乗りでDP号での任務に就いている。その2月7日は、PCR検査で陽性と判明した人が、10人、10人と続いたあと、41人に増えた日で一挙にDP号へ関心が高まった時だった。

ただ、欧米ではまだ流行していなかったこともあり、乗客たちは淡々と検査結果を受け入れていた。

むしろ、中山は、高齢者ゆえの持病悪化の方を心配していた。

持病で救急搬送

乗客からは、血圧降下剤とか糖尿病のインスリンがあと何日で無くなるので、用意してほしいとしばしば言われました。窓のない個室もあり、散歩などしておられたが、ストレスは溜まっていたでしょう。

持病については、クルーズ船の医務室で船医たちが診ていました。彼らの話では、70代80代の乗客で心筋梗塞や狭心症の疑いから救急搬送したとか、新型コロナではなく呼吸困難になった人もいたということです。

持病悪化で搬送される人は、下船の際、必ずPCRの検体を採取されていました。

高齢者は、クルーズ船の旅をするくらいの体力があっても、実際は持病の薬でそれを支えている場合が多かったようだ。観光地にも行けない拘禁のストレスから病気が悪化したケースもあるだろう。

船内の医療スタッフは、チームごとに役割分担されていた。発熱者診察、検体採取、検査結果告知、疫学的分析、患者搬送などだった。精神医療の医師看護師チームもあり、それぞれのチーム長が集まりダイニングルームでミーティングをしていた。

持病のある乗客への往診は、主にDMATがやっていました。血液検査や画像検査が必要な場合は、医療器材のある船の医務室のチームがやっていた。コロナ以外の何らかの病気で亡くなったという人は聞きませんでした。

中山医官のチームでは若い隊員が、船内で人の往来のない閉鎖空間に携帯ベッドを組み立てて休息をとることもあった。

チームが拠点にしたのは、デッキ5にあるダイニングルームだった。二つあり、「ヴィヴァルディ」「サボイ」という名が付いていた。そこで、食事やミーティング、事務処理が行われ、待機場所、防護装備の置き場、薬局としても使われた。これらは、ゾーニングでは清潔エリアになるが、中山医官らがDP号に乗り込んだのは横浜港帰着3日後だから、まさにゾーニングが行われた直後だった。

当時は、ダイニングルームと、それ以外という簡単な区分けでした。それ以外とは乗客が動き回っていたエリアでいわゆる汚染区域です。基本、クリーンな待機場所から出て、乗客の所へ行く際は防護服を身に着け、途中でモノに触れないようにしました。戻ってきたら待機場所のすぐ外で脱ぎますが、この時コロナウイルスが飛散したり感染したりする可能性が最も高い。なので、その場所を一カ所に固定し、厳守するよう決めました。防護服を脱いで廃棄し、床に貼ったテープの境界線を跨いだらクリーンな待機場所ですが、そこは手袋なしのマスクだけにし、手洗いをしっかりやることにしていた。食事、水を飲む以外は常時マスクだけを着けていました。

二つあったダイニングスペースの相互間移動は防護服なしです。これらは厚労省が取り決めたものでした。

汚染区域へ行くときの防護衣は、N95マスク、手袋、フェイスシールド、キャップ、前掛けだった。

しかし、靴は替えなかった。陸上自衛隊で半長靴または戦闘靴と呼ばれるが、デッキ5以上はほとんどの床が絨毯敷だったため、完全な消毒ができなかった。中山医官が語る。

そうしたエリアでは、靴にカバーを付け境界線を越える度に廃棄することなど無意味でした。一日の業務を終えてDP号を下船、宿泊所の〈はくおう〉へ向かう時は、手持ちのアルコールスプレーで半長靴を消毒しました。

一部の専門家がおっしゃるような厳密なゾーニングができなかったのは、船内の構造によるものも大きかったと思います。

使用済みの個人防護衣は段ボール箱の中に広げたビニール袋へ廃棄していました。

クルーズ船内は、16ものデッキが層になり、吹き抜けがあった。そこでは、完全な感染防護、完全なゾーニングができず、誰もがウイルスをまき散らしたり取り込んで感染したりするリスクがあった。常に、臨機応変に行動することが求められた。中山は、それでも現場で考えうる最善のことが行われていたと言う。ところで、中山医官の専門は外科で、感染症内科などとは違った。

最初、厚労省から要求があった時、感染症科という指定はありませんでした。それは、あらかじめ向こうが用意するのが筋だと思います。
ただ、自衛隊は普段から基本的な感染症対応の技能を持っていますし訓練もしています。私のような外科は、例えば手術など治療の際、患者の傷から感染しないように防護しなければなりません。だから、感染症とは縁が深いのですよ。
実は私は、以前、自衛隊中央病院で勤務していた時、ICT（感染制御チーム）にも属していました。

最後に、遡って、DP号に向けて出発の直前、中山健史医官の家族はどんな風に送り出したのかを聞いた。

普段の訓練や出張に行く時とあまり変わらなかったと思います。「現場に行かないといつまでかはっきりしないけど、多分、帰ってくるのが3週間～1カ月後にはなるかな」と言ったら、妻は、「ウイルス持って帰らないでよ。帰る前にしっかり消毒してきてね」と深刻さはなく軽い感じで答えていました。

――子供さんは？

小6と小2ですが、「あ、そう。じゃあ、しばらく帰ってこないんだね、やったぁ！」ですよ。親父が居なくなって、気楽に遊べるという感じなのでしょう。

自衛隊員ゆえに、任務の話一つとっても、家族に言えること言えないことがあるのだろう。言えたとしても、負の部分だけは黙って背中に担いでいく……、そんな精神力が要るのだと思った。

第5章

知られざる空港検疫支援

検体採取をひたすらお願い

小隊長がメンタルチェック

コロナ関連で自衛隊が災害派遣活動をしたのは、大きくは次の三つだった。

・武漢から帰国の政府チャーター機同乗検疫支援とダイヤモンド・プリンセス号の生活及び医療支援。
・国際空港での検疫支援。
・軽症、無症状者の宿泊療養を行った都道府県の職員への感染予防の教育支援。

空港での水際対策強化にかかわる災害派遣活動ではPCR検査の検体採取が行われた。3月31日から5月31日まで65日の期間中、羽田と成田空港で計約2万400人の検体採取を行っている。これは、同期間中、全体の44%、つまり半分近くを自衛隊員が行っていたことになる。この災害派遣もまた、DP号、武漢チャーター機帰国と同様、緊急を要するため特定の都道府県知事などによる要請を待たない自主派遣だった。

同期間中の検疫関連では、空港からPCR検査の結果が出るまで滞在する宿泊施設へ延べ約6110人を搬送している。これは、羽田・成田・関西国際・中部国際の各空港発で行われた。

また、宿泊施設での生活支援としてのべ約1万7200人に対して食事の配分などをしている。

これらの災害派遣で活動した自衛隊員はのべ約８７００人に上る。やはり誰一人として感染したものはいなかった。（２０２０年版防衛白書）

羽田空港で検疫支援にあたった中村裕《なかむらゆたか》2等陸尉は、対特殊武器衛生隊所属で救急救命士、准看護師の資格を持つ。２０２０年3月に人事異動でここに来るまで、関西の中部方面衛生隊救急車隊で小隊長をしていた。

彼と新型コロナとの最初の出会いは、この時だ。救急車隊の隊員2人を、ダイヤモンド・プリンセス号に送り出すことになったのだ。

中村とは、メールの一問一答のあと、２０２０年11月27日、三宿駐屯地内で対面インタビューした。

ＤＰ号派遣隊員の任務は、陽性者の濃厚接触者として個室隔離を強いられた人の生活支援だった。

――誰を派遣するかという時、どういったことを考えるものですか？

命令の前に、まず隊員を出せるかという打診が来たのですが、他の小隊長、運用幹部と話し合いました。

向こうでどんな事をするのか、その期間の長短によって隊員家族はどうなるのかを考えました。子供のケアは大丈夫かとか。衛生隊としてもいろんな観点からサポートしてくれます。家族への説明など困った時には相談にも乗ってくれますし、衛生隊本部の方でもやってくれます。

送り出す隊員は2人でしたが、予備でもう2人を考えました。任務は、2週間、会議室に呼び、面接して決めました。

――行った2人から連絡は？

こういう風にやっているというおおまかな連絡は来ました。

感染したとか事故にあったとかいう場合は、中村ら小隊長が家族の元に走らねばならない。また、無事に帰隊した際は、ストレスがないかチェックも行う。

メンタルケアとして小隊長が、本人の書き込んだチェック表をもらい面接します。これはメンタル的にきつそうだという場合は、上官の救急車隊長に相談して病院へ送り、受診させたりする。戻ってきたら、また面接し、場合よっては休みを与えます。

今回、病院へ送った者はいませんが。

幾ら鍛えられ頑健な体だといえ、心の問題は別だ。そうした細かなところまで気を配ることが、私には少し驚きだった。

その中村に、2020年3月、東京にある対特殊武器衛生隊への異動が命じられた。

――奥さんとかご家族は、どうでしたか？

そこではコロナ関係の出番があるだろうと話をしました。妻は特に不安がることもなく、行けたらいいのにと実にあっさり言いました。

子供は小3と幼稚園でしたが、妻とは下の子供が中学校へ行くまでは、どこに転勤しても家族一緒に行くことにしていました。

――中村さん自身は、対特殊武器衛生隊が感染の不安がある危ない職場とは考えませんでしたか？

考えましたが、自衛隊に転職する前は消防署員だったので、火事場など危ない所は慣れていました。それに、現場仕事が好きなのでやっと第一線で働ける、いままでのことが外で生かせるんだと、逆に力が湧いてきたものです。

同年4月14日から5月20日まで、中村は、対特殊武器衛生隊として羽田空港で検疫支援にあたった。総勢5人の班で、中村班長ともう1人が救急救命士、准看護師2人、衛生資材担当1人だ。

――衛生資材担当とは？

基本的には救急隊員レベルのことはすでに勉強している人で、医療資材つまり酸素ボンベとか担架を補給したり修理したりする技術、自衛隊では特技といいますが、それを持った人たちです。

中村たちの任務は、ＰＣＲ検査の検体採取だった。綿棒を入国者、帰国者の鼻に突っ込みグリグリ回転させながら引き抜くあれである。この時は、喉ではなくすべて鼻の奥から採取していた。

――飛行機が到着して、乗客たちはひと固まりで何人くらい検疫の所に来るのですか？

多い時で一便につき１７０人から１８０人来ます。毎朝、厚労省検疫所から、きょうの到着便のリストが持ち込まれるのです。

便ごとの乗客人数をあらかじめ知ることができました。

最初のころでした。２００人と書いてあって、わぁー多いなと思っていたら、実際は１００人しか来ない。

おかしいと思って、この一団の作業が終わってから検疫所の方に「１００人しかいなかったのですが、この数でいいんですか？」と尋ねたら、「はい、それでＯＫです」と。

聞けば、当時は同じ飛行機の乗客でも、汚染地域を経由してきた人とそうでない人で検疫をするしないが分かれるということでした。


実は、中村はここへ来るまでに、任務として検体採取をしたことがなかった。准看護師の資格を取った際に実習でやったきりだった。

3月に対特殊武器衛生隊に転勤になってから、羽田空港へ来るまでに少し間があったので、実地訓練を受けました。同じく三宿駐屯地にある衛生学校から教育キットを借りてきてですね、顔型の人形に向かって声を上げ、「今から検体採取をします。この綿棒を鼻へ入れさせてもらいますよ」と説明するのです。

そして綿棒を突っ込む。横に指導の看護官がいて、かなり細かい点まで徹底的に教えてもらいました。

綿棒を入れて足を蹴られる

羽田空港の検疫エリアには、検体採取のためにブースが5つ設けられており、当初は中村の班だけで受け持った。救急救命士2人と准看護師2人が、各1ブースの計4ブースを担当。残る衛生資材係が飛行機から降りてやってくる一団を各ブースに誘導した。しばらくすると検疫所の手配で医師1人と看護師1〜2人が応援に来る日もあった。中村が語る。

到着便によりますが、ほとんど朝5時から遅い時は夜11時ごろまでやりました。採取した検体は、横にある容器に入れます。その蓋が網の目に切ってあって、そこへ挿して立てていきます。

乗客誘導役がカウントしていくのですが、検体50本で満タンになると、検疫所の人が回収していきます。到着便一便で容器一つでは足りない時もありました。

多いときは中村の班で500検体採ったことがある。彼は第二陣だったが、3月末から任務にあたった第一陣はその倍を採っていたという。

――一日に何便ほど到着していたのですか？

10便前後でした。リストにある便の数と検体採取の人数を見て、あ、この時間帯に休憩を取れるなと判断するのですよ。

便と便の間は30分〜40分空く時もあったり続けざまの時もあったりで、不規則でした。

あのころは、アメリカのシカゴ、ロスとかフィリピンのマニラからの人が多く、シカゴからは日本の若い人が多かったので「学生さんですか？」って聞いたら、「はい、留学中ですが、親に帰ってこいと言われたので」と。

――言葉の問題はどうでしたか？

英語を流暢に話せる隊員がいなかったため、身振り手振りでやりました。コミュニケーションという点では苦労しました。

――乗客たちの表情はどうだったですか？

私が行ったのは4月中ごろからですが、実は、任務の初日にけっこうイラ立っている人にあたりました。

「痛いことするなよ！」とか「なんで、こんなことせなアカンねん。説明聞いても納得なんかできるか！」とか、関西弁でバシバシ言われました。（笑）

――私も大阪生まれの大阪育ちですが

僕も大阪ですけど。

――そうですか。関西人は、少なくとも私の周りではやせ我慢なんかせずズケズケ言うのが多いから。そんな時は？

ひたすら、「すみません、検査をお願いします」と頼み込みます。

――偉い。

その初日の夕方、あまりものを言わない男性だったのですが、「痛いっ！」と、いきなり足を蹴られました。（笑）

――蹴られた!? 笑っている場合じゃない。で、どうしたのですか？

すみません、と謝って……。

――いったい、どんな人？

はい、入れ墨が見えました。

――そうか、まいったね。

かと思えば、僕たちは感染防護のガウンを着ているのですが、膝から下だけチラッと迷彩服が見えるのです。それで自衛隊だと分かった人は「自衛隊ですか、ご苦労さま、ありがとうね」と声をかけられたりして。

――そうなの……。

「大変ですね、いつもお世話になっています」と。

――いつも、自衛隊にどんな世話になっているのだろう？

……。

知らぬ間に取材でのインタビューというより、あっけらかんとした大阪人同士の喋くりになっていた。

たいがい、初対面の取材で気心が通じ合うというのは難しいのだが、違った。（この一連のやり取り、関西の読者は大阪弁に替えて読んでいただければ、より雰囲気が伝わります）

検疫の流れだが、到着便から降りた乗客はロビーにひと固まりに集められ、そこで検疫所の医師がＰＣＲ検査について説明する。最後に必ず、疑問点があればどうぞ質問して下さいとやるのだが、それだけで、検体採取がすんなりと運ぶものではなかったようだ。

中村は大変な所に来たと思ったが、徐々に慣れていく。

だんだん説明もうまくできるようになってですね。

——どんな風に？

「検査にご協力していただかないと、ちょっとお帰りできないのですよ」とヤンワリ言いながら、ジワッジワッと声を落として重くお願いするとかですね。

——なるほど。ところで、小さな子供が泣きじゃくったりしたことは？

あります。その場合は、医師のいるブースへ入ってもらいました。医師は基本的に子供をあやしながら処置することに慣れていますからね。

防護手袋の風船

時には、近くにいる女性看護師が目配せをしてこの子は泣きそうだとか、この子は大丈夫そうとか、中村にサインを送った。

小さい子は、家族がいる場合はお願いして抱っこしてもらい、「どこへ行ってきたのかな？」などと声を掛けながら、綿棒を突っ込みました。

——中村さんの方は、感染予防の防護服を着て汗をかきながら必死にやっているのに、謝った

りお願いしたり、大変だ。

過去にインフルエンザの検査で綿棒を突っ込まれて、ある程度痛いのを経験している人などは、「痛くしないで下さいね」と言うのです。けれども、こちらは、「痛いのちょっとでも少なくしますね」と応えるしかないのです。（笑）

ただ、「アー」と声を出したらマシになりますよとは、よく言いました。

――？？

気道が広がるようです。その他には、早くしますから5秒数えて下さいねと言うのですが、「5秒って長いよ」と返されると「じゃ、4秒で終わらせますから」と。何とか相手の気を紛らわせるように努めていました。

――その言い方は自分で考えたの？

はい。また、他の人ですが、感染防止用の手袋を膨らませそこに絵を書いて、こちらを見ていて下さいねとやったりしていました。

――手袋風船ですね、子供は喜ぶ。

はい、けっこう受けていました。

中村裕班長の苦労話を聞いて、ふと思った。法的な強制力で有無を言わさず、検体採取できないものだろうか。

検疫は、検疫法によって行われている。

すでに感染症で隔離されている者がその期間中（隔離継続中）に逃走した場合は、罰せられる。1年以下の懲役又は百万円以下の罰金だ。（罰則規定 第35条）

しかし、これからPCR検査の検体を採ろうとするその相手は、まだ感染者と決まったわけではないし、発熱・咳など症状がなければ、疑わしいというレベルですらない。

もし相手が「痛いのは嫌だ」と検体採取を拒否して逃走しようとした場合はどうなるのか。

調べてみると、どうやら現時点では、強制的に身体を拘束して押さえ込み、鼻に綿棒を突っ込んで検体採取することはできないようだ。

ただし、検疫は、飛行機から降りると最初に行われるため、そこでトラブルが起きれば、あとに控える入国審査で上陸拒否（入国拒否）という手段が考えられる。

検体採取拒否をつづければ、そのまま、次の飛行機で自国へUターンするか、嫌ならボーディング・ブリッジと検疫の間の空間でじっとしているしかないと思う。

もとより、日本では、出発地でのPCR検査をして陰性であること、到着時も日本で検査をするという条件を飲むことで飛行機に乗れることになっており、現時点で大きなトラブルは起きていない。

だが、今後もし、感染が収束に転じ、ワクチンの効果なども出てきて、大量の入国者が降り立つとなれば、検疫での検体採取をめぐるトラブルが起きることが予想される。

そのための法整備を今からしておくべきだろう。

例えばの話、将来、『検体採取を拒否すれば罰せられます』というアナウンス、電光サイン、立て看板など出すことができれば、中村裕班長のように、ひたすらお願いするということもなくなるだろう。人員と時間の節約にもなる。

〝調整陸曹〟という任務

ところで、こうした災害派遣で自衛隊が行く先々には、他の様々な省庁・団体・医療機関から送り込まれた、あるいはボランティアとして参加した人々がいる。自衛隊は、どこにあっても彼らの動きと縦横に交わっていかねばならない。

国際空港検疫でいえば、司令塔は厚生労働省検疫所だが、国として機能するなかで自衛隊チームがどのような位置にあり、どう動けば全体がスムーズに流れるのか、それを調整する職務があった。

中村裕班長と同じ対特殊武器衛生隊に所属する大槻剛志《おおつきつよし》陸曹長は、まさにその業務調整役だった。中村らが表に立ち乗客と向かい合うのに対して、大槻は、いわば「縁の下の力持ち」、目立たない所から隊員たちを支えた。大槻が立った現場は、成田空港検疫だった。

――成田での任務はいつからいつまででしたか?

2020年4月14日から5月20日まで派遣されました。私は第二陣でしたから、先のチームが業務要領を確立していたこともあり、正直、大変なことはありませんでした。
また、調整業務は、自衛隊内の部隊間ではありますが、経験していましたし。
厚労省など他の省庁との情報伝達・共有についても、逆に検疫所職員の方々から日々丁寧に業務伝達してもらっていました。

大槻は穏やかに語りだした。肉体派の自衛官ではなく、ち密に計算や整理ができる事務屋さんという印象だ。
業務調整役は、特に正式な身分としての呼び方はなく、通常、「調整陸曹」と呼ばれる。

――今回、具体的にはどんな仕事をされたのですか?

日々の支援活動の場所・時間等の連絡調整の業務、さらに管理全般、これは自衛隊員の食事や車両の燃料調達、塵埃つまりゴミ処理などです。チームとしては第一陣と同じく5人チームの一員でした。他には看護官2人、放射線技術師1人ともう一人若い隊員で私の補佐役がいました。

成田空港にはターミナルから離れたサテライト（客の乗り降り、燃料補給、簡単な点検をする駐機場）がある。それぞれに3カ所ずつ検疫ブースが設けられ、チームとしては2ブースを受け持った。大槻が語る。

前日に成田到着便のリストが来て、第1サテライトとか第3サテライトなどと指定されます。

――連絡を取り合ったりする相手は、初対面の方ばかりでしょ、どんな雰囲気でしたか？

期間の初期は、他省庁の方とお互いの人柄が分かりませんでしたので、当然でしょうが、よそよそしい雰囲気がありました。

中ごろになると、徐々に信頼関係が生まれていき、とてもスムーズに調整の仕事ができてきました。

後半期は、こちらから投げる調整を受け入れていただく形もあり、まったく問題なく任務遂行ができたと思っています。

――あなた自身、感染の不安はありませんでしたか？

飛行機から降りてこられた乗客の誘導係もしましたが、正直言って怖かったです。乗客は事前に体温測定をやっているとはいえＰＣＲ検査前に接するので。

感染防護装備としては、フェイスガード、マスク、ガウンを着けていました。

大槻は道産子で、自衛隊入隊以来ずっと北海道勤務だったが、２０２０年３月、東京にある対特殊武器衛生隊に配属され単身赴任していた。災害派遣の経験は豊富だ。

２０００年　北海道有珠山噴火
２０１１年　東日本大震災
２０１６年　熊本地震
２０１８年　胆振東部《いぶりとうぶ》地震

有珠山の時はまだ若くて、現場では待機が多かったです。東日本大震災、熊本地震は惨状を目の当たりにして心が痛み、これは大変だ、やらなければという気持ちで必死でした。

東日本大震災では、被災者に食事を運ぶ仕事。熊本地震では、隊員への食事を配りました。いずれも、後方支援といいますか、正確には生活支援というものですね。

――過去の災害派遣と今回の違いはありますか？

以前の活動は目に見えるものが相手ですが、今回は新型コロナウイルスという見えない敵ですので、感染は大丈夫かなとの思いはずっとありました。

――調整役という仕事の一番大事な点は？

他省庁間の情報であれ自衛隊内であれ、間違って伝えたらいけない任務です。成田空港検疫では、看護官らに余計な負担をかけないためにはどうしたらいいかを常に考えていました。

そのための意見を言うことはあっても、調整という立場なので、自分からこれをやろうあれができるよと積極的にはものを言いません。出過ぎないことなのです。

任務終了までチーム内外への通達を間違えずにできたことが良かったと思っています。

それこそが、大槻剛志陸曹長の誇りなのだと思った。

父に向けたまなざし

一方の羽田空港では検体採取で苦労する中村裕の班だったが、一日の仕事が終わって、身体を休めるのはどんな所だったのか、班の一員だった駒形眞悟《こまがたしんご》3等陸曹に語ってもらおう。同じ対特殊武器衛生隊員だ。

私たちが寝泊まりしていた所はかなり狭かったです。元々部屋に備え付ベッドが一つありましたが、そこには中村2尉が寝て、我々4人は持参してきた野外寝台という簡易ベッドですね、これを組み立てて並べました。患者用のマットレスが装備品にあるので、それを敷いて毛布を被りました。

幅が狭いから寝がえりが打てなかったです。隣が中村班長でした。

——部屋はどういう所?

検疫所の空き会議室という感じでした。隣りが、発熱していてコロナを疑われる人たちの一時待機部屋で、通路を挟んだ向かいは、持ち込まれた検体を検査する所でした。

——そこで、疲れは癒されましたか?

安眠できない状態がつづきましたが、しばらくすると、外部からの看護師さんが応援に来る日も出てきて、そんな時には、中村2尉が勤務シフトを作ってくれ、ゆっくり体を休められました。

――三度の食事は弁当だったのでしょ、冷たいものばかりは辛くなかった？

基本、三食はそこで食べました。弁当ばかりの毎日は、正直辛かったです。栄養のことを考えて、持参したサプリメントを毎日飲んでいました。また、ポットを持参していたので、温かい飲み物を摂ることはできました。

空港ロビーで夜を明かす人たち

ＰＣＲの検体採取を終えた乗客ですが、家族や会社の人が車で迎えにきた人は、それで自宅へ帰れます。自宅で検査結果の連絡を待つのですが、迎えがない人の中には、結果が陰性と出るまで空港ロビーのベンチに座ったり寝たりして夜を明かしている方がいました。

――その人たちの食事は？

空港のレストランは閉鎖していましたので、コンビニなどではなかったでしょうか。

――そういう人は、どれくらいいましたか？

一つの到着便で1人か2人くらいでした。

原則、国が用意した宿泊施設へ搬送されるべき人たちだったのだろうが、コロナ初期対応の混乱から何らかの行き違いがあったと推察できる。

中村班は防護服を着て任務にあたっていたが、自身が感染する不安が常に頭の隅にはあったという。

実は、駒形眞悟にとってのコロナとの最初の出会いは、羽田空港検疫より2カ月前に遡る。DP号が横浜港に帰港して間もなくの2月13日から8日間、船内医療支援として、医師とペアを組み個室を回っての検体採取をしていたのだった。駒形が語る。

DP号への出動を命じられた時は、テレビで毎日のように報道されていましたし、おー！と、ずっしり重く受け止めました。

帰宅して妻に告げると、「えっ、大丈夫なの?」と一瞬不安そうでしたが、「普段からやっている仕事と同じだから心配しなくていいよ」と言うと、「あっ、そうなんだ」と安心していました。

駒形には、小3と小1の子供がいた。

妻には、子供にDP号へ行くことを黙っているようにと言いました。

——なぜ？

学校とかでいじめられるかも知れないから。コロナの仕事をしているお父さんだからと、感染したらバイ菌扱いされるかも知れませんしね。

本来の仕事だけでも大変なのに、それ以外に背負うものがある。
その後、自衛隊がDP号で活動していると報じるテレビを見て、子供が知るところとなった。

——その時、お子さんからどう言われましたか？

一言、「お父さん、すごいね！」と。

——尊敬のまなざしで？

まあ、そうですね。……うれしかったです。

第6章

海図なき船出

医療チーム指揮官の決意

新型コロナ感染者と向き合う

自衛隊中央病院が初めて新型コロナウイルス感染の疑いのある患者を受け入れたのは、2020年1月30日だった。中国・武漢から政府チャーター機で帰国したうちの、発熱など疑わしい症状があった人たちだ。つづいて横浜港に停泊中のクルーズ船ダイヤモンド・プリンセス号の感染者（全員PCR検査で陽性）の受け入れが始まる。2ルートで最終的に合計120人を受け入れることになる。

この時期、新型コロナウイルスは正体不明で治療法などまったく分からなかった。中国ではすでに感染拡大を続け、武漢市はロックダウン（都市封鎖）されていたが、欧米でコロナ感染症流行が始まるのは、まだ少し先のことだった。

中央病院は、120人全員を治癒、退院させたうえ医療スタッフは、誰一人感染しなかった。当時の状況からして、それは二重の奇跡といえる。

手探りの治療は、幾つもの壁にぶつかりながらも突破し、世界に通用する医科学的な知見を得ることになる。

この章からは、治療の開拓者＝フロンティアたちの物語を綴っていく。

取材は、新型コロナウイルス感染症対応チームの医官、看護官、放射線技師、病院の運営担当の自衛官らに及んだ。ほとんどの場合、メール一問一答のあと対面インタビューを行った。

自衛隊中央病院は、東京都世田谷区池尻の陸上自衛隊三宿駐屯地にあり、平常時の病床数は500。開設は1956年と歴史は古い。当初は職域病院つまり、自衛隊員とその家族らが対象だったが、93年保健医療機関に指定され一般市民も診察することになる。2017年に東京都が指定する第一種感染症医療機関となった。

ここで新型コロナウイルス感染症対応チームを率いたのは田村格《たむらかく》医官、1等海佐だ。感染症を担当する第2内科部長だった。チームはこの感染症と寝食を忘れて闘うことになるが、そのリーダーとこの疾病の最初の出会いは、どうだったのか。

田村が初めてこの疾病を知ったのは、日本での流行前年の2019年大みそかだった。

――田村さんが、新型コロナ感染症のことを初めて知った時のことを教えて下さい。

一般の方の認識とは違うかも知れませんが、国外からの感染症診療に関わる医師にとっては、新興再興感染症が定期的に流行することは以前から認識されていて、世界のどこでどんな感染症の流行が発生するのか、常に注意を向けてはいました。

日常的にその情報をチェックする世界的なシステムがあるのです。「Pro MED-mail」というもので、このネットワークから日本時間の2019年12月31日に武漢において原因不明の肺炎患者が増えていること、それに対しての情報提供要請がなされていたことを確認したのが私の初めての認識になります。

「Pro MED-mail」＝Program for Monitoring Emerging Diseasesは、国際感染症学会が1994年から運営しているもので、日本国内ではまだ一部でしか利用されていなかったようだ。

新興感染症、つまり初めて出現した感染症とその流行を報告しあう世界最大のネットワークシステムだった。

科学者、医師、獣医、公衆衛生専門家ら感染症に目を向ける人々を対象とし、国際的にコミュニケーションを促進するため設立されている。感染爆発（アウトブレイク）や未知の新興感染症とどう戦うかを開拓してきたともいわれる。

自衛隊が、組織として情報源にしているわけでなく、田村が、個人として定期的にチェックしていたネットワークに引っかかってきたのだった。

新聞テレビといった一般メディアからではなく、感染症専門家が関心を寄せる情報源を見つめつづけていてキャッチしたことに、私は少しの驚きと興奮を覚えた。田村が続ける。

しかし、「Pro MED-mail」は、迅速という点からは非常に有用な情報源ですが、情報そのものの正確さはさほど高くないと思っています。

感染症であろうがなかろうが、たまたまある地域で同じような症状が複数の者に出た時、あわてて何らかの新興感染症じゃないかと発信されてくることもあるらしい。

ですから、私としては、感覚的には、「Pro MED-mail」でスイッチが入ってあれこれやり始めるというよりは、主にインターネット上で個人にできる範囲で情報収集を開始したというものでした。

読み込んでいくと、ネット上では武漢でSARS（重症急性呼吸器症候群）が再流行し始めているというような噂もあり、あの2003年SARSのころを思い出して、これが広まると面倒なことになるかも知れないなと思いました。

また中国発の情報だったので、かの国が正直にすべての情報を公開してくるのかという点にも疑問があり、既に大変な事態になっていなければ良いなとも考えました。

年末年始で人の往来も多いですし、職場に出た時、同僚とは、感染が広がるとしたらあっという間だろうなどと話しあったりしました。

田村医官が思い出したＳＡＲＳは、２００２年から２００３年にかけ主に中国南部で大流行し、ＷＨＯは注意喚起のグローバルアラートを発している。

その後、12年に新たにＭＥＲＳ（中東呼吸器症候群）が発生、中東地域や韓国で流行した。散発的だが発生は現在も続いている。二つはいずれもコロナウイルスにより肺炎をもたらす感染症だった。

ＳＡＲＳは致死率の非常に高い激烈な疾患ですが、前回の流行では日本国内には来ませんでした。また、ＭＥＲＳの流行も国内では経験していませんので、それによって逆に国内の感染症対策が遅れてしまっているという認識を多くの関係者は持っていました。ですので、いま新たな感染症が日本に入ってくると感染症指定医療機関である当病院はまず矢面に立つし、その後も大変なことになるかも知れないなとは考えていました。ただこの時点では、感染者数的にものすごく大きな流行になるということはあまり想像していませんでした。

遅過ぎた国内第一例の公表

――年が明け、2020年1月16日になって、中国・武漢市に滞在し帰国した神奈川県在住の中国人男性から日本で初めて新型コロナウイルスが検出されました。このニュースをどう受け止めましたか？

国内第一例についてはこの時点で詳細な情報が出ていませんでした。その後7月7日になって国立感染症研究所から情報公開がありました。

確かに感染症患者の情報をどの時点でどこまで公表するのかというのは、時に難しい判断となります。しかし、その後のことを考えれば公表せずとも当中央病院のような感染症指定医療機関等に対しては情報共有がなされるべきです。

こうしたことは以前から問題点として認識されてはいたものの、法的あるいはシステム的に解決されておらず、その懸念がそのまま現実のものになってしまっている現状に嘆息しました。

第一例の患者発表から半年後になっての情報公開は、いくら何でも遅い。

7月7日公開の国立感染研サイトには、国内第一例となった男性が、いつどのような手段でどこへ行ったのか、どういった人たちと接触したのかが記されている。

公開が遅れた事情は分からない。が、この種の情報は、1月の発表から散発的に小出しであっても出せるものから出していくべきではなかったのか。

例えば、その後に出る第二第三の感染者が、第一例患者の動線付近にいたと申告すれば、感染源を特定し、そこからのさらなる感染拡大を防げたかも知れないのだから。また、情報が詳しければ詳しいほど、緊張感とともに国民に注意喚起を促す利点もあるだろう。

田村の言葉は、医科学素人の私が考える以上に重い。


新型コロナウイルス感染症第一例発表の1月16日時点では、中国もWHOもまだ公式にはヒト－ヒト感染を認めてはいませんでした。それがあるのかないのかをはっきりさせ、あるなら我々も早急に諸々の準備を始めなければならない。それゆえ、詳細を知っている人がいれば、その点をどう考えているのかを知りたかった。

東京都内の感染症指定医療機関や都庁の感染症担当職員は日常的に横のつながりはあるのですが、あちこち聞いてみると、誰にも厚生労働省あるいは第一例が出た神奈川県から情報は入ってきていませんでした。

我々としては、テレビニュース等メディアで公表されているものだけではなく、何とか詳しい情報を共有させてもらえないものかとそれぞれが別個に情報収集をしているような有り様だったのです。

日本第一例の新型コロナ感染者ということもあり、国立感染研が7月7日に公開した情報を基に詳しく患者（Aとする）の動きを追ってみる。

2019年12月20日、患者Aはその子供2人と武漢市の親の家に到着する。遅れて27日にAの妻が合流した。実家への帰省だったのだろう、そこで父親と母親、Aの弟夫妻と子供の計9人が一緒に過ごすことになる。

父親（Bとする）が12月28日に発熱し、自宅近くのクリニックに通院。「普通の風邪」として治療を受けた。

1月7日、Bは武漢市内の病院に入院、血液検査でクラミジアの抗体IgG陽性（IgMは陰性）が認められた。加えてCT画像上の肺炎所見によって、クラミジア肺炎と診断されたのである。

クラミジア肺炎とはウイルスではなく細菌による肺炎だ。患者Aによると、父親Bは近所への買い物程度しか外出していなかった。当時新型コロナウイルスの感染源と推定された海鮮市場へ行ったり感染疑いのある者と接触したりしたこともなかったという。

同様に、患者Aも、実家滞在中、武漢市の海鮮市場への訪問歴や、中国国内での医療機関の受診歴等のリスク行動は認められなかった。

遡る、Aは武漢市滞在中の2020年1月3日に発熱していた。日本に帰国した1月6日、クリニックへ行くとインフルエンザ迅速診断キットで陰性とされ自宅で療養する。

しかし、症状が良くならないため、1月10日に病院を受診、胸部レントゲン写真で肺炎像が確認された。13日には肺炎症状が改善しないことを受けて、保健所が行政検査の手続きをとり15日夜に確定診断がなされて日本国内での新型コロナウイルス感染症第一例目となったのである。

公式連絡が来ず、やきもき

新興感染症患者が国内で発生したならば、東京都の感染症指定医療機関である当院は感染が広まった時には必ず対応することになります。勿論そのつもりで準備もしていました。また個人的にはこの仕事を専門にする者として早く実際の患者を診てみたいという気持ち、医学者としての好奇心というものもありました。折角こうした時に備えて準備をしてきたのに、それが無為になるようなことにはしたくないと。

やはり未知の感染症に対しての恐怖感は少なからずありますので、自衛隊の指揮命令系統の上の者から、その恐怖感を理由に患者対応を極力避けるように指示されるのではないか、もしそうなったら仮に国内で数人の患者発生で終わった場合（SARSもMERSも国内では流行っていませんでしたので可能性ありと考えていました）、結局自衛隊中央病院はこの感染症流行に関与できずに終わってしまうのではないか、というようなことを懸念していました。

この時はむしろ職場では同僚たちとも「中央病院が乗り遅れるわけにはいかない」というようなことを話し合っていたと思います。

医師として、新たな感染性の疾病に対する知見を深めたい、そのチャンスを逃したくないという使命感を感じた。

そのころ、新型肺炎は武漢で急激な感染拡大を見せており、1月23日の武漢市封鎖の中、湖北省を中心とする駐在邦人とその家族を帰国させるべく、日本政府による外交があわただしさを増していた。田村格医官が続ける。

武漢にチャーター機を飛ばすという情報を聞いた時に、そのチャーター便は羽田に到着するのか成田なのか、そのあとの帰国者の動きがどうなるのかが気になりました。

それを決めるのは検疫所を管轄する厚労省なのか、あるいはそれぞれ保健所を持つ東京都なのか千葉県なのか。いずれにせよ当病院にはどのような形で連絡が来るのか。それを誰が受けるのか、自分が直接受けられるのか、というようなことを気にしていました。病院長はじめ上層部には、要請があれば積極的に対応する旨を伝え了承を得ていました。が、当院は自衛隊病院ですので、市ヶ谷の防衛省本省からストップがかかるのではないかというようなことも気になっていました。

そのような状況の中、実際に武漢からの帰国チャーター便第一便が日本に向かってくる。しかし、その段階になっても中央病院にはどこからも連絡がなく、田村はやきもきする。

あとから分かったのですが、この時の政府チャーター便の差配は厚労省と外務省が担当しており、東京都にも防衛省にもほとんど連絡調整はされていなかったようでした。

計画では、帰国者はそのままバスで全員が国立国際医療研究センターへ搬送され、その後宿泊施設に移る手はずだった。

その調整が混乱していた。

自衛隊には、当中央病院より一足先にそうした宿泊施設への生活支援要請が来ており、その意味でも個人的にやきもきしていたのです。

その後、実際に国立国際医療研究センターが帰国者全員を診た結果、予想していたよりもはるかに多くの有症状患者のいることが分かりました。

同センターでは彼ら全員の入院を引き受けることができず、そこに勤務する親しい医師から私のスマートフォンに直接連絡があり、有症状者の入院受け入れを要請されました。

つまり中央病院への新型コロナ関連での要請は、普段から連絡を取り合っている医師同士のスマートフォンが第一報だったのです。


なんということだ。省庁間の公式連絡より先に医師から個人的な要請がスマートフォンで入ったとは。相手の医師も切羽詰まってのことだろう。

このあたりの連絡不備による混乱は、第1章で述べた、武漢チャーター機同乗の清水美保看護官の体験談とも重なってくる。

彼女が羽田空港に帰着した時、厚労省職員が発熱や咳などの有症状者を搬送すべく、あちこち電話するが受け入れ先が決まらず、時間がかかっていたという下りだ。

武漢での感染爆発状況からすれば、発熱など感染疑いのある有症状者の受け皿が必要なことははっきり予測された。この時点で、東京都の第一種感染症指定医療機関である自衛隊中央病院へ情報提供を含め公式連絡がないのは、厚労省の怠慢といわざるを得ない。田村が続ける。

しかしこの時、東京都ではなく厚労省でもなく、医師同士による電話での要請で中央病院が指定感染症患者受け入れを始めてしまってはダメなのではないかと市ヶ谷の防衛省担当者から言ってきました。

この件は東京都も了解でよいのか確認せよとなりました。

そうこうしているうち、スマホ第一報時に受け入れ要請をされた患者は他の病院へ行くことが決まったとの情報を耳にしました。

都に確認を入れた直後、ようやく国立国際医療研究センターから公式の受け入れ要請が来たため、結果的には中央病院が対応することになりました。

しかし、入院対応すべき患者がすでに出てきている段階で、省庁同士あるいは省庁と自治体とのコミュニケーション不足や手続き論など、本質的でないところで振り回されることになり閉口しました。

田村は、普段からの医療スタッフ同士の信頼関係や密なるネットワーク構築がこうした緊急時には生きるのだということをあらためて痛感する。

そして、外の混乱があったにも関わらず、感染症疑いのある有症状者を受け入れられたことに、感染症指定医療機関として行ってきた準備は間違いではなかったと確信する。

勿論、我々も未知の感染症に対する恐怖感は皆無ではないのですが、麻疹（はしか）や結核など感染力の非常に強い疾病には日常的に相対していますし、エボラ出血熱のような高い致死率の疾患に対してもしっかり対応できるよう訓練を重ねてきた自負がありました。ですから、任務を前にして感染の不安から気持がネガティブになるようなことはありませんでした。

当時、中央病院で陰圧できる病室は9室しかなかった。陰圧とは、その部屋の大気圧を周囲より下げて、ウイルスなど病原性微生物が外部に出ない状態にすることをいう。

田村はせいぜい数人、最大9人までの感染患者しか対応できないとイメージした。

武漢から政府チャーター便で帰国した有症状者受け入れ準備をしている最中、第2便以降のチャーター便に中央病院の看護官を同乗させるとの話が舞い込んでくる。

結局のところ厚労省もイニシアチブは取りたいものの、実際に現場に出せる人間は自衛隊に頼らざるを得なかったわけです。

それならば最初から防衛省にも声をかけておいてほしかった、受け入れの調整段階から制服の自衛隊医官を入れておいてほしかったと思いました。

この思いはその後、政府厚労省の対策会議等にも医官は呼ばれず、このコロナ対応中、ずっと続くことになりました。

感染症対応は国の安全保障対応

感染症にまつわる国のシステムに疑問や忸怩たる思いがある中、田村格医官は中央病院内での諸事を進めていった。

武漢へ派遣する看護官選考の時、看護部長や看護課長等から意見を求められて、こう答えた。

「特別なスキルを持っている者でなくとも、普段やっていることを丁寧にやれる者であれば大丈夫です」

その後、実際に看護官が武漢へ赴く当日には、激励メッセージを動画に撮り彼女たちに送っていた。

「自信を持ってやってきてほしい」と力づけた。

このころ、すでに中国から新型コロナ感染症についてある程度の情報発信が医学誌サイトなどにオンライン掲載されており、田村は、ありったけの報告や論文に目を通していく。

中国語はまったくダメですが、Ｇｏｏｇｌｅ翻訳を使ってインターネットに公開されている中国からの報告にも目を通していました。

ですので、未知ではあるもののＳＡＲＳやエボラ出血熱ほど重症な疾患ではなく、結核や麻疹ほどうつりやすいものでもないという認識を持つには至っていました。

しかし、すでに武漢で大変な流行になっているとの情報もあったので、日本もそうなるかも知れない。ならば、早い段階で、できれば軽症の患者から受け入れを始め、一刻も早く病態を見てみたい、診療に慣れておきたい、スタッフにも慣れてもらいたいという気持ちが強くありました。

この感染症が日本国内でどう展開するかは分からない。しかし、重症化、大流行を前提として、そこに意識を集中しあらゆる観点から備えておきたい――。

自衛隊医官としての使命感が伝わってくる。

私はこの取材を進めるなかで、国家安全保障には3本の柱があり、脅かすものは、軍事的侵攻、パンデミック感染爆発、経済恐慌だということを再認識した。それらは無論一つずつやってくるわけではない。パンデミック防止のためにヒト－ヒトの接触を断てば経済が停滞する。

基本、自衛隊の医療機関は、有事の際の野戦病院など軍事的側面と今回のパンデミックとの闘いの二つの面で責を負い、また国民の期待もあるのだと思った。

加えて、田村格医官が感染症を純粋な医科学の視点からは無論のこと、国家の安全保障にも片足を置いて捉えていることに気づいた。

だからこそ、省庁間のやり取りの不備・混乱というものに民間人医師以上のやるせなさと恐らく時には憤りを感じていたのだと。

田村は、病院内外の関係者を相手に各種の準備調整に奔走する。

この感染症は短期決戦ではなく、今後も引きずると考えた時、ある程度の診療は信頼できる部下たちのチームに任せ、そこととのコミュニケーションを絶やさないようにしようと心に決める。

チームの若手医師には患者さんと相対する上での最前線に立ってもらおうと考えました。中には、将来WHOで新興再興感染症対策に従事したいという夢を持った者や、経験を積み良き内科臨床医になりたいという希望に大きなチャンスをもらえたと捉えている者らがいて、とても頼もしく思いました。

その一方で、田村医官には心配事が絶えない。

医師たちの士気は高かったものの短期間に多くの患者を受け入れるとなれば、医師看護師その他のスタッフの多くは普段感染症対応に慣れていないところからも応援に入ってもらうことになります。このため、彼らの不安、時に不満は、相当に強いものがあると想像しました。

当院は全員が自衛官であるため、やれという命令が来て拒否する者はいませんが、その分逆に彼らの不安を少しでも解消してあげる必要があると考えたのです。

今後起こり得るあらゆる事態を想定し、問題発生時の解決手段を様々に組み立てておこうと臨んだ。

相前後するが、国内では感染の広がりとともに、コロナで陽性となった患者だけでなく、患者が立ち寄ったクリニックや治療した病院、医療スタッフまでを巻き込む差別の問題が生じることになる。

――新型コロナ感染症と直接かかわる田村さん自身の不安、ご家族への差別については、どう考えていましたか？

エボラ出血熱やＳＡＲＳほどは怖い疾患ではないことも分かってきていましたので、私自身は不安をほとんど感じていませんでした。

ただ家族とは、当病院が患者を受け入れていることはいずれ公表することになるだろうし、場合によってはメディア等で扱われるかも知れない。

その場合には予想外の差別や批判や嫌がらせに遭う可能性もある。

でも自分たちは使命感と誇りを持ってやることなので、その時には家族でよくコミュニケーションをとって強い気持ちで立ち向かっていこうという話をしました。妻も陸上自衛隊の医官ですし、感染のリスクも含めてよく理解してくれていたと思います。

大量受け入れへの態勢づくり

中央病院では、情報の分析と共有のため「作戦会議」が連日開かれるようになった。それは、まさに大きな自然災害に直面して派遣活動にあたる時のようだった。田村格医官が語る。

平時とは違う高揚した雰囲気が病院内にありました。ただ、これまでの各種災害派遣等の経験から言えることでもありますが、多くのスタッフがこう認識してくれていました。雰囲気に流されて入れ込み過ぎないこと、まずは自分たち自身の心と体の健康・安全を考えること、常に持続可能な体制構築を考えることです。職場として非常に良い雰囲気がつくられていたと思います。ほどよい緊張感と十分なやる気がありました。

間もなく、ＤＰ号から感染者が搬送されてくることが決まる。大量の患者受け入れを前に、病床確保という大きな壁が立ちはだかった。

病院で全５００床のうち、10床しかない感染症病棟をどう増やすか。まず、一般病棟の入院患者に他の病棟へ移ってもらう。また、他の病院への転院や、可能な限り退院してもらうことにした。

中央病院は大きな一つの建物だが、病棟は中心部から東と西のフロアに分かれており、これが5階から9階までである。5階東病棟、5階西病棟の呼び方で9階まで上がる。5階より下には、手術室やICU（集中治療室）、各種の臨床検査室、1階にCT検査室がある。

最大時は、7階西、8階西、9階西の3病棟を感染者用とした。9階西病棟は、もともと自衛官用の結核病棟（保険適用外病床）だったのだが、厚労省・保健所と調整することで設けた。医官看護官も内科だけではとても足りず、院内各科から応援を寄こしてもらった。各地の自衛隊病院へ応援の要請もした。

医療チームは、病棟ごとに各1班と重症対応班の計4班に編成された。

病院内外の他科から来たスタッフに対しては感染症病棟の看護官が、突貫工事的に感染予防教育を施した。

同時進行で、院内のスタッフ・患者の動線やゾーニングが設定された。以前からあったICT（感染制御チーム）が軸になり、日々新しくなる中国等からの医療情報をネットで収集、院内へ発信する態勢が整っていった。

私自身の感染管理は心得ていましたので、その点の精神的なストレスはありませんでした。スタッフの心身の安全管理を最優先にすることを心がけ、同時に患者さんたちのストレスを少しでも軽減するよう指導しました。

不安や不満があればどんな小さなこと、わがままかも知れないと思っても、遠慮せず必ず申し出るように伝え、呼吸器感染症のコアスタッフの間では個々人の状態について、どんなに細かい医療情報も共有するようにしました。

私は感染症対応チームのリーダーという立場上、ベッドサイドで患者さんに対応することよりも、全体に目配りをして、病院内外で事細かにあらゆることを調整し、かつそれを俯瞰的に眺めながら全体像を把握、適宜スタッフにフィードバックするようにしました。とにかく、余計なストレスを減らし、システムが滑らかに流れるようにしようと考えていました。

田村格チーム長の残る心配は、感染症に慣れていないスタッフがどこまで持ちこたえてくれるかだった。

第7章

日本初、血液をＰＣＲ検査

治療の開拓者たち

新型コロナ特有の治療法が無い

中国・武漢からの帰国者でコロナの疑いがある有症状者を受け入れてから8日後、自衛隊中央病院には、ダイヤモンド・プリンセス号から、ＰＣＲ検査で陽性と判定された人が続々と搬送され、最終的には１０９人に上った。

このうち、報告に同意を得られた１０４人についての診療記録（医療従事者向けに中央病院ＨＰで公開）も参考にしつつ綴っていく。

新型コロナウイルス感染症対応チームを指揮した田村格医官が初めて診た新型コロナ感染者は、武漢からの帰国者でただ一人陽性と判定された男性だった。田村が語る。

日本人のビジネスマンで、微熱程度の軽い症状、ＰＣＲ陽性という方でした。この方は基本的には元気だったことから、感染対策を重んじて簡単な診察のみで済ませており、ＣＴ画像の所見もごく軽いものだったので、何か特別な対応をしたわけではありません。

しかし、世間を騒がせている新興感染症の、自分にとっての第一例が来たというので、ある意味高揚感と、その後に予想される流行拡大を考えると、たまたまですが、まず軽症例から入ることができて、スタッフの慣れという意味からも、良かったと思いました。

――それは、裏を返せば重症例から入ったら、万一患者が短時間で死に至った時など、医師が自信喪失・不安になり、それがトラウマになってしまう可能性もあると理解していいですか？

そういうこともあるでしょう。さらに、重症例に対してはどうしても濃厚な治療が必要となってきますので、慣れないうちにスタッフへの感染リスクが高い治療を強いられることは懸念材料ではありました。

田村が診た一例目の患者は、いま騒がれている感染症に自分がかかってしまい、どうなるのかとの不安はあったようだ。しかし、すでに武漢に居た時、何人もの新型コロナ患者を見ており、年齢的に若い層は軽い症状のまま終わるということも承知していた。田村には、さほど気持ちの落ち込みはないように映った。

一方で、Ｗｅｂサイトや報道で中国の状況が伝わってくるにつれ、どんどん症状が悪化し死亡するケースが出ていることが分かってくる。

しかし、発熱、咳、痰、息苦しさといった、どの症状が出た時にどんな薬を使えば良くなるのか、逆に悪化させてしまうのかが分からない。

スタッフを感染から確実に守りつつ、どこまで患者の治療に介入するべきかで頭を悩ませました。

特に、例えば心停止に至るような場面で、院内感染のリスクを冒してでも心肺蘇生に取り組むべきか否か。

呼吸不全が進行した場合、気管挿管して人工呼吸器につないだあとの管理やその他の酸素投与装置をどのように使っていけばいいのかなど、明確な答えはどこにもなく不安を感じていました。

この疾患特有の治療法がどこにも存在しない中、基本的な治療戦略をどう設定したらいいのかを探るため、ＳＡＲＳやＭＥＲＳに関する論文に徹底的に目を通し、イメージを作ろうと努めました。

薬が効くかどうかが分からないため、患者さんに対してもどう説明して同意をもらえばよいかが分からない。

可能性として副作用で今より悪くなるかも知れない治療にどこまで踏み込んだらいいのか。

また、どのように患者さんとコミュニケーションをとっていくべきかでも悩みました。

言ってみれば、海図のない航海に出たようなものです。

前方は、誰も分からない未知の世界。

そんな中、2月7日を皮切りにDP号からどんどん新型コロナ感染者が搬送されてくる。特に、15、16、17、19日で18、27、22、20人と一挙に増えたのだ。

彼らは、武漢からの帰国者と異なり、全員が船でPCRの検体を採取され陽性と判明している。入院患者は最大時102人に上った。

中央病院にとって未曽有の経験だった。

WHOの発表は疑問

対応チーム長、田村格医官が語る。

DP号から受け入れた一人目の患者さんはアルゼンチン国籍の高齢男性でした。母国語しか話せず、日本語は勿論、英語もまったく通じない状況で、コミュニケーションが取れませんでした。

入院直後からとにかく非常にご立腹されており、こちらはかなり困惑しました。

2〜3日後、アルゼンチン領事が通訳を伴って来院、患者さんに事情を聴いた。すると、驚いたことに、そもそも患者さん自身は船の中でPCR検査陽性だったことを知らされておらず、何も理解しないまま強引に搬送されてきた、しかもクルーズ船には同じく高齢の奥さんを残してきたことが判明したのです。

DP号の中も混乱していたようです。

田村たちは、そんな中発表されたWHO（世界保健機関）テドロス事務局長発言に首をひねる。事務局長は、新型コロナウイルス感染症＝COVID－19について「鼻汁はあまり出ない。90％の人は発熱し、70％は空咳を伴う」と症状の特徴を述べた。

田村は、これは有症者に限った話として捉えるべきで、背後には多数の無症状軽症状の感染者がおり、事務局長が指摘する症状がなければCOVID－19ではないとかその可能性が低いとかいうものではないと考えた。

DP号から搬送された中には、軽微な症状の者が少なからずいて、そのほとんどが一般の診療基準からすれば、病院などへ行く症状ではなかったのだ。

ＤＰ号からは全員がＰＣＲ陽性という前提で来ているのに、無症状であったり軽い症状であったりする人が思いのほか多いので驚いたのです。

そもそも新興感染症流行拡大の初期は重症例ばかりが目につき、真の重症度は把握が困難だとはいわれてきました。当時、中国で起こっていること、例えば病院でバタバタと倒れていくような映像を見れば、軽症例は見落とされてしまう。クルーズ船という〝密室〟からの患者であることを考えれば、テドロス事務局長よりも自分たちの方がこの疾患の正しい姿を見ているのだということになりました。


この言葉に、私は思わず「やっぱり」と心中呟いてしまった。というのは、ＷＨＯも流行初期ゆえ情報が少なかったとはいえ、テドロス事務局長の発言には、２０２０年１月の当初から違和感を覚えていたからだ。

報道や中国発を含むＷｅｂ情報などによると、ＷＨＯの新型コロナウイルスに対する態度は、かなり曖昧だった。

武漢市がロックダウン（都市封鎖）を宣言する前日、1月22日、緊急委員会を開いたのはいいが、新型コロナウイルス感染症について「国際的に懸念される緊急事態ではない」と表明している。

30日になって初めて、「懸念される公衆衛生上の緊急事態にあたる」と述べた。しかし、テドロス事務局長は、通常ならそこで勧告すべき中国への渡航、交易の制限について、それをする理由は見あたらないと述べたとされる。

「新型コロナウイルス感染症は、パンデミック（世界的大流行）といえる」と事実上のパンデミック宣言をしたのは3月11日になってからだ。

一連の経緯に米トランプ大統領は、WHOは中国の責任を不問にしているなどとして、7月初め正式に脱退を通告する。（その後、バイデン新大統領は復帰に署名した）

2021年1月18日、新型コロナウイルスへの各国の対応を検証するWHOの独立委員会（IPPR）は、報告書を発表。

中国は2020年1月時点で、より迅速に公衆衛生上の措置を取れたはずだと対応の出遅れを指摘するとともに、WHOに対しても初期対応に二の足を踏んだと批判している。

2020年2月に時計の針を戻そう。

自衛隊中央病院の医療チームは、独自の視点で疾病を見つめ始めていた。事は、軽症だから無症状だからと安心して済むものではない。チームを指揮する田村が語る。

予想外に軽症であるということは単純に安心できるという反面、それを知らないことには感染者に気づかず、より一層流行が拡大してしまうことになります。特に多くのクリニックや病院で患者を見落とすことにつながるので、これは早く国内の医療従事者に共有しなければならないと考えました。

それらを踏まえて田村チームは独自に重症とする指標を決めた。

・呼吸困難感
・頻呼吸
・血液中酸素飽和濃度 SpO_2 が93％以下
・酸素投与が必要

これらのうち一つあれば重症とした。
また、入院時は軽症でその後、酸素投与が必要となった人は中等症、その中でも一定の流量よりも高い酸素を必要とする人は重症とした。

感染症病棟を一気に増やす

先述したように、平常時の自衛隊中央病院には、全500床のうち感染者用ベッドが10床しかない。コロナ感染者を大量に受け入れるに際し、100以上に増やさねばならない。

そのため小児科と内科の一般病棟入院患者を他の病棟へ移ってもらい、そこを新たに感染者用とした。院内のゾーニング設定や看護師配置も変えなければならない。あわただしく調整に奔走した一人が、病棟担当の看護課長、汐田《しおた》恵《めぐみ》看護官、2等陸佐だ。彼女には2020年10月2日、中央病院で対面取材することができた。汐田が語る。

今そこに入院している患者さんは、いうまでもなく生身の人なので、移動してもらう際の説明ですね、認知症の方へは家族に説明するなど、大変気を遣いました。

急な話なので、患者さんもびっくりして「え、なんで他へ移らないといけないの?」と聞いてきます。でも、当時はまだ、「コロナの患者が来るので」と言えなくて返答に困り、精々、「病床管理の都合上、移動していただきますので……」と言うしかありませんでした。

その場は濁して、あとで主治医が説明しますと言うのが精一杯だった。

すべてが臨機応変でした。移動が終わったあと、今度はそれぞれの患者さんについて看護の詳細な引き継ぎをしなければなりませんでした。

――部下の看護師さんたちは、自身の感染に対する不安はなかったですか？

感染の可能性は当然ありますが、皆、定期的に感染予防の訓練を受けており、未知なウイルスといっても、空気感染、飛沫感染、接触感染それぞれの感染経路を遮断し、必要な防護をしていれば無闇やたらにうつるものではないという認識を持っていました。

一般には平時でも結核やＭＲＳＡなどに感染する患者はいて、どの病棟、外来診察室、手術室でも専門的な感染防止策を講じていますので、新型コロナウイルスだけが恐いというわけではありませんから。

ＭＲＳＡ（メチシリン耐性黄色ブドウ球菌）とは、健康な状態で保菌していても問題ないが、大きな手術のあとや抗がん剤治療などで免疫力が落ちていると感染して、肺炎や敗血症になり死亡することもある。いわゆる院内感染症だ。

中央病院にはＩＣＴ（感染制御チーム）と呼ばれる感染症の専門知識を持ったチームがある。国内外の感染症情報を集め、院内発信するほか、個人の感染防護具の着脱指導、施設の消毒状況や医療廃棄物処理のチェックを定期的に巡回して行っていた。

医療スタッフはＩＣＴの呼びかけで毎月一回の定期的なミーティングに参加していた。汐田恵病棟看護課長ら看護官たちが、最初に新型コロナウイルスのことを知らされたのは、年明け最初のミーティング、２０２０年１月６日だった。

ＩＣＴチームメンバーで感染管理認定看護師の資格を持つ葛巻和枝《くずまきかずえ》看護官、１等陸尉が報告した。葛巻が語る。

――その時、何と言ったのですか？

まだ、ごく簡単な情報しかありませんでした。「中国で原因不明の肺炎が何人か出たらしい」と言いました。新しい感染症かなと思っただけで、私自身特に身構えるようなこともなかったです。

日本に来るだろうし、この病院にも来るかも知れないということは話しました。その後も、毎週のように新しい感染症情報を発信、院内で共有するようにしました。

――間もなく、ＤＰ号から急に多くの感染者を受け入れることになりましたね。

毎年一回は、病院全体が参加して例えばテロを想定するなど大量負傷者受け入れ訓練をやっています。今回、一気にたくさん患者を受け入れたのですが、そうした訓練が生かされたと思います。

また、過去にはエボラ出血熱患者受け入れ訓練をやっていますが、最高レベルの感染対策でしたから、それをやればいいのだと考えていました。

とはいえ、実際に受け入れてみたら、次から次へ想定していないことが出てきて、その都度一つずつみんなで知恵を出し合い、ああでもないこうでもないと迷いつつ、手探りで決めていました。

責任は私がとる

コロナ感染症対応チームは、これといった治療の方法が見あたらず、もがいていた。チーム長の田村医官は、まず足場を固めることにした。治療に関する情報共有の徹底だ。

診療の基本的な態勢について、彼が語る。

診療治療の大きな方向性については時間の許す限りスタッフが集まりカンファレンスをして意見を出し合うようにしました。

未知の感染症と相対するわけで、点滴をするのかしないのか、投薬はどうするのか、酸素投与はどうするのか……、どうしても最後のところは確たる根拠が存在しない中で「エイヤ」で決めるしかありません。

患者対応についてはどういったトラブルが起きても責任は自分が取るつもりでいましたし、それをスタッフにも明言しました。

ただし、あまり強調せず、医師・看護師とも「言わずとも分かっています」と静かな暗黙の了解を得て、その両方で事が運んで行きました。


医療スタッフだけでなく病院全体が不安に包まれる中での、田村のリーダーとしての覚悟が伺える。

責任の所在を明確にすることで、スタッフの余計な心配は無くなり、診療の流れをシンプルにできる。それがミスを無くすことにつながる。

田村は、とにもかくにもこの疾病に関する情報がほしいと願った。世界の論文を徹底的に読むのは無論だが、目の前の患者から得られるものは何でも吸収したい。


DP号から搬送されてくる患者は基本的に全員ウイルスを保持しているという前提がありました。ただ当然、「いつウイルスに感染したのか」ということは分かりません。

もしかしたら治るところかも知れないし、これから悪くなるところかも知れない。

また患者の病態がどんな経過をたどるのかはまったく予測できない。現在の病態を把握するために情報は多ければ多いほど良いと考えました。

一般的に肺炎らしいとなれば実施する画像検査を可能な限り患者全員に行う方針を決めた。画像検査は単純胸部レントゲン検査ではなくＣＴ検査とした。勿論ＣＴの方が解像力もよいし輪切りの画像が得られるため情報量は圧倒的に多い。たまたまＣＴ検査室が感染者用の入院入り口付近にあり、動線を確保しやすいこともあった。全員のＣＴを撮りたいが、中には無症状軽症もいる。田村は患者にこう説明した。

新興感染症でありその病態を一日も早く解明しなければならない、それは患者さんご自身のためだけでなく、この先の日本と世界のためでもあるのですと言いました。すると、国籍に関わらずほぼ全員がすぐに理解と同意をくれました。表現が難しいのですが、人の高潔さのようなものを感じました。

ＣＴ室では、多い日には20人もの画像を撮った。感染防護服を着ての撮影だ。放射線技術課長、安《あ》倍《べ》眞《まこと》3等陸佐が対面インタビューで語る。

CT検査機器は一台だけでしたが、部屋自体が陰圧になっているうえ換気もできる感染症対応になっています。ですのでコロナ患者を撮影したあと、次に一般患者を撮影するまでのタイムラグは割と短かかったです。

――感染防止の消毒が必要ですよね？

患者が触った所は必ず消毒します。その他、床・壁は手の届く範囲でやりました。一人でやると10分程かかりました。

PCR検査陽性者が連続する場合は、やりませんが、濃厚接触者や陽性がはっきりしていない段階では、一回撮影するごとにやりました。

外部の人は入れず、私たち放射線技師が消毒を行い、時間の余裕がない時は看護師の手を借りました。

空気中に漂っているものについては、換気のお陰で、コロナ患者が咳をしない限りは、まず大丈夫と考えていました。

――一般病棟の患者さんなどは、同じCT機器を使っての撮影を嫌がったりしませんでしたか？

最初のころ、コロナ患者を受け入れたことは、告知していませんでした。ただ、クルーズ船からの救急車が頻繁に来ることになると、皆さんそれなりにご存知だったのではと思います。

けれども、「機器に触れたくない」などと言う患者はまったくいなかった。しばらくして告知したあとも、風評被害などから一般の患者さんが減ることもなかったのではと思います。

——何か困った事態は起きませんでしたか？

外国の方で体が大きく、ベッドに横たわった際に、胸が撮影範囲からはみ出たことがあります。

——分割して撮影？

それはしませんでした。ここからここまでが写ったら診断ができるというエリアを知っていますから、そこがはみ出ないように絞り込んで撮影しました。

沈黙の肺炎（Silent Pneumonia）

自衛隊中央病院にＤＰ号から患者がどんどん搬送されてくる。

多忙が先に立ちじっくりわが身を振り返る暇もなく過ぎていたある日、田村が驚愕する。

症状が軽いかあるいは無い人たちにもＣＴ検査で半分くらいに肺炎の影があったのです。これはひょっとしたらとんでもない感染症を目の当たりにしているのではと戦慄しました。自覚症状が無いのに肺炎の所見が出る。さらにその後悪化しているのにまだ自覚症状が乏しい。

ほんとうに驚きました。このような現象は既知の肺炎にはありませんでした。

なぜ症状が出ないのか、また症状が出にくいことがどのような結果を引き起こすのかが分からない。

それでも「症状が無いからといって安心してはいけない」という事実は早く情報共有しなければと考えました。

他の医療従事者に、キャッチーに伝わるにはどうすればよいかと考える中で、私はこの肺炎を「Silent pneumonia = 沈黙の肺炎」と名付けました。

咳や発熱、息苦しさがないのに密かに肺炎が進行している。こんな恐いことはない。

「沈黙の肺炎」……、ウイルスがどんなものか正体不明のいま、ここに気を付けろ！という初めての重要なメッセージだった。

私は、その5文字に疾病の正体に迫りたいというチームの執念を感じた。

やって来た呼吸器内科医官

ＤＰ号から搬送された感染者のうち、入院時に無症状、軽症だった人が重症化していったことが、中央病院が公表した診療記録から読み取れる。

入院時
無症状　43人
軽症　41人
重症　20人

その後
無症状　33人
軽症　43人
重症　28人

重症者は８人増えて全体の26・９％にまでなっていた。

2月半ばに一気に入院患者が増えたこと、重症化が懸念されることから、中央病院では、一人の呼吸器内科の医官を援軍として呼んだ。

河野《かわの》修一《しゅういち》2等陸佐だ。この時彼は、中央病院と同じ三宿駐屯地内にある陸上自衛隊衛生学校の教官だった。

河野とはメール一問一答を2往復したあと、2020年12月28日に対面取材することができた。中央病院院内の空き会議室を借りた。


——当時、どう言われて中央病院に来たのですか？


入院患者の中から肺炎の重症者などが増えはじめており、呼吸器内科の医師に感染症対応チームの一員となってもらった方がいいとの考えから、呼ばれたと思います。

たまたま、勤務している衛生学校が中央病院の隣だったこともあるのでしょう。

2月18日から診療にあたりました。


と、ここまで話した時、河野の院内PHS携帯が鳴った。インタビュー開始から5分と経っていない。

東京都コロナ対策本部からで、PCR陽性の2人、夫婦なのだが、中央病院で引き取ってくれないかという要請だった。

そのころ、いわゆる第三波の感染拡大が急激な上昇カーブを描いていた。東京都では一日の新規感染者が１０００人ほどの日が続いた。（12月31日には１３００人を、全国では４３００人を超える）

政府は４月につづく第二弾の緊急事態宣言を発表するかどうかの瀬戸際だった。（その後、２０２１年１月８日に首都圏の１都３県に限定して発表。また、相前後して日本医師会会長は「すでに医療崩壊が進行している」と発言）

医療の逼迫状況は、ここ自衛隊中央病院でも同じだったのだ。

都からの電話要請を受けた河野は、すぐさま院内各所へ電話し、受け入れのキャパシティーがあるかどうかを確認。結果、夫妻を受け入れることに決め、自ら都に電話した。

ＰＨＳ携帯を机に置いた河野が、一息吐いてこちらを向いた。

実は、きょうだけですでに5人を受け入れていたのです。さらに下の階には、救急車で運ばれた有症状でコロナ疑いのある2人がいます。そこへ、今の電話ですからね。下の階にいる2人も、ひとまず受け入れて、ＰＣＲ検査を行うことにしました。

河野修一医官は12月1日、人事異動で衛生学校教官から中央病院呼吸器内科の医官に来ていた。

話を2020年2月の河野医官に戻そう。

――援軍としてこの病院に来た時点では、新型コロナについてどのようなイメージを持っていましたか？

1月初めのころは、中国だけでしたし、かつてのSARSやMERSと似たような肺炎をおこすくらいにしか考えていませんでした。これらは日本には来ませんでしたが、今度のものが日本へ入ってくれば大変なことになりそうだ、どんな肺炎なんだろうと、いわば対岸の火事的に見ていました。

その後、1月16日に日本での第一例が発表されたので、これは確実に日本で広がるだろうな、ひょっとしたらパニックになるかも知れないと思いました。

かつて、河野は国連の要請でイタリア、アイルランド、ブラジルへ赴き「応急救護」の観点から救急救命法を教えていた時期がある。

ＣＴ画像を見て閃く

――河野さんが最初に患者を診たときのことをお聞かせ下さい。

初めて患者を診たのは、中央病院に応援として呼ばれた日、２月18日でした。正直に言いますと、呼吸器内科の医師として純粋に非常に興味深いと思いました。

聴診器を当てようと思ったのですが、深く帽子をかぶっていたため、病室においてあった聴診器をうまく耳に当てることができなかったのを覚えています。マスクのせいで声もこもり、これは思った以上に大変だなと思いました。

――新型コロナ感染症患者と初めて向き合ったわけですが、自分自身が感染するのではとの不安はありませんでしたか？

特にありませんでした。呼吸器の疾患としてはインフルエンザや結核など、他にも感染性の疾病をたくさん診てきましたから。

２００９年新型インフルエンザの際にも、感染防護をしながら発熱患者の対応にあたりました。

むしろ、今回のＣＯＶＩＤ‐19（新型コロナウイルス感染症）ではこれほどまでに防護が必要なのかという気持ちでしたし、ここまでしっかりやればさすがに大丈夫だろうと思いました。

すでに自衛隊中央病院では私が支援に入る11日前からダイヤモンド・プリンセス号の患者を受け入れており、院内の医療スタッフで誰一人発症していないことも、安心材料でした。また、院内には災害派遣で、各地から支援に駆け付けた自衛隊員がたくさんいました。少し張り詰めた空気と、みんなでこの状況を乗り切っていこうという一体感を感じました。

河野は、これといった治療法が日本のどこにもない中、重症者ばかりを診た。重症かどうかを知る大きな指標は肺炎の状態だ。CT画像を読み解く必要もある。医療チーム長田村格の、「とにかく、治療戦略につながる情報収集を」という指示のもと、CT画像は無症状者のものも含め、たくさんあった。

「沈黙の肺炎」と名付けられた、その肺炎CT画像が治療法発見の突破口となる。河野が続ける。

一般にインフルエンザも肺炎を起こしますが、このウイルスによる肺炎というのは、起きる頻度が極めて少ないのですよ。ウイルスと細菌が合併して肺炎を起こすことはよく知られていますし、インフルエンザ性肺炎は、ウイルス性といわれつつも実際はほとんどが細菌性肺炎なんですね。

純粋にウイルスが原因で肺炎を起こすことはすごく珍しい。実は今回、肺炎を起こすと聞いた時、どうせ細菌と合併して肺炎を起こしているのだろうと考えていたのです。

しかし、実際にＣＴ画像を見た河野に衝撃が走る。

ウイルス性肺炎ばかりだったのです。こんなことはあまり信じていなかったのですが、実際には、明らかに細菌による肺炎のパターンではないと思いました。こんなにウイルス性肺炎のパターンがたくさんあるなんてと、純粋に呼吸器内科の専門医として好奇心が湧いてきました。

すりガラス様陰影

細菌性肺炎とウイルス性肺炎の違いはこうだ。

肺は、ごくごく小さなブドウの房のような肺胞が数億集まったもので、肺胞が膨らんで酸素を取りこみ萎んで二酸化炭素を排出する。

細菌性肺炎は、細菌が口から入り空気の通り道つまり気管を通り枝分かれして細くなる気管支に付着、気管支とつながっている肺のエリアに炎症を起こす。風船でいえばゴムの皮の内部がやられるのだ。中に膿が溜まったりする。

これに対してウイルス性肺炎は、空気の通り道と直接関係のない所へランダムに飛んで炎症を起こしたりするという。決定的な違いは、風船（肺胞）の皮そのものが炎症を起こすことだ。それゆえ、CT画像では、例えばすりガラスの向こうに人が立てば、ぼんやり人の輪郭が分かるように、皮の向こうにある血管は、ぼんやり線として見える。

これが、ウイルス性肺炎の特徴、「すりガラス様陰影」と呼ばれるものだ。

CT画像は、河野医官のそれまでの考えを覆すに十分だった。

彼はすぐさま答えを出した。

CT画像の最初の一枚を見たときに思ったのですが、これにはステロイド剤が効くと確信しました。

彼が言うステロイド剤とは、全身性、中央病院の場合は飲んで全身に回るステロイドのことだ。喘息発作などで用いられる吸入ステロイドとは異なる。

しかし、実際にはすぐに使えたわけではなかった。チーム長の田村格医官が躊躇した。彼は様々な観点から思考をめぐらせた。田村が語る。

全身性ステロイドの投与という治療行為は、まさに「諸刃の剣」です。ある程度の効果は間違いなく望めるものの、そこには必ず副作用もある。ですから、使用の際には常に併存するメリットとデメリットのどちらが大きいか、ということを考えなければなりません。大事なのは、そのメリットより大きなデメリットはないのか？という点です。

ステロイドという薬の作用は非常に多岐にわたる。ＣＯＶＩＤ－19に対しては、主として免疫抑制作用と強力な抗炎症作用がメリットであり、デメリットはウイルスなどの感染症に対して防御が弱くなることがあげられる。田村が続ける。

通常、例えば膠原病などのいわゆる自己免疫疾患、つまり免疫機構が自分の体を攻撃してしまうようなタイプの疾患ならば、攻撃を抑制する目的でのステロイド投与が行われることはよくあります。

一方で多くの感染性疾患に対して全身性ステロイド治療はタブー視されることがあります。通常の考え方からすれば、ウイルス感染症であるＣＯＶＩＤ－19には全身性ステロイドの使用はデメリットの方が大きいということになるのです。

が、河野修一医官の考えは違った。彼が語る。

ウイルス感染症に全身性ステロイドを使うことは、田村先生の専門である感染症内科の立場からは、免疫を抑制する結果、感染症がさらに悪化するとの考えでした。当時、WHOも「ステロイドは使うな」という指示を出していました。また、日本の医療界でもコロナに全身性ステロイドを使うというのはコンセンサスを得られていなかった。病院の医療チーム全体としても、他で使用していない薬剤を投与することには大きな抵抗があったと思います。

治療に関して、感染症内科と私の呼吸器内科とで考え方が分かれたのです。

全身性ステロイド投与をすべきでないとする理由を田村が語る。

体内にウイルスが残っているうちに全身性ステロイド投与によって免疫機能を抑制してしまえば、ウイルスはいつまでも排除されず、ウイルスによる身体傷害を助長してしまうのは当然といえば当然のことなのです。

それもあり、我々も当初はいかに肺のＣＴ画像からして全身性ステロイドが効きそうに見えても、投与はすべきでないと考えていました。


それが、医学の常識だったのだ。

感染症対応チームの医官は、それぞれが新型コロナの病状経緯や治療法に関する報告論文を必死で探した。しかし、全身性ステロイド剤が新型コロナによる肺炎を抑え込むという確定した報告はどこにも見あたらなかった。

当時、欧米での感染状況は、米ジョンズ・ホプキンス大学システム科学工学センター（ＣＳＳＥ）の発表データによると、２０２０年2月20日時点で感染者累計数がイタリアで3人、アメリカで14人、いずれも死者はゼロだった。欧米においてはまだ、多くの症例とて無く治療法開発は、先のことだったのだ。

それもあってだろう、世界に治療の指針を示す立場にあるＷＨＯは、２０２０年1月12日発表の「新型コロナが疑われる場合の重症急性呼吸器疾患の臨床的管理」の中で、ウイルス性肺炎には全身性ステロイドを投与しないようにとしている。

こうした発表は、その後、数回にわたって改訂されているが、5月27日のものを見ても、内容はほとんど変わらず、やはり全身性のステロイドは使わないようにとある。

理由として、かつてのSARS対応の経験から延命効果はなく、ウイルスの除去が遅れるなどの有害な可能性があるとしている。さらに、MERSの際に、ステロイドを投与された患者の統計上のデータから、死亡率を下げる効果は見いだせなかったとも述べている。

ステロイド投与のハードルはかなり高かったのだ。

私は、この時、自衛隊中央病院は大きな分かれ道に立ったと思う。

田村が率いる新型コロナウイルス感染症対応チームは、4班に分化されており、3つある感染病棟に各1班ずつ、もう1つが重症者対応班で、河野修一医官は応援に来て以降このリーダーとなっていた。

河野の他、少なくとも重症者対応班を除いては、ステロイドで重篤な状態が改善するとは思っていなかったようだ。

日本初、全身性ステロイド投与

WHOもやらないようにといい、日本でどこにも投与し効果があったという報告がない中、対応チーム長田村格は、「ステロイドはやらない」という〝常識的判断〟に寄りかかって、話を打ち切ったりはしなかった。

むしろ、自ら名付けた『沈黙の肺炎』の核心部分にこだわり、新たな答えを求める姿勢を崩さなかった。同じ肺炎になっているのに、重症化する人と無症状軽症状のままで終わる（回復する）人とはどこがどう違うのか。

河野の考えは、こうだった。


体でウイルスが増殖するのは、発症からしばらくの間で、早い時期にはレムデシビルという既成の抗ウイルス剤がいい。一方、発症後1週間～10日経つと、ウイルスを排除してきた免疫応答が過剰になることで肺炎が重症化する。

つまり、発症してしばらくはコロナウイルスが悪さをし、一週間程度あとには、今度はウイルスに対する免疫応答が悪さをするのです。


症状の悪化には2つの流れ（方向性）があったのだ。

流れが切り替わるタイミングがどこかにある。ステロイド剤を投与しても、症状を悪化させないタイミングが。それを知るためにどうしたらいいのか……。

重症者対応班に一つのアイデアが浮かんだ。河野が語る。

血液中で増殖したウイルスが消えて無くなったことを確認できたら、ステロイドを使ってもいいのではないかと考えたのです。

そのために血液のPCR検査をしたいと意見具申しました。

――PCR検査というのは、鼻の奥や喉から採った粘液を検体として使いますね。そこにはウイルスがあるのに、血液中には存在しないという事があるのですか?

あると思いました。勿論、他の医官は、血液にウイルスかその断片が、よりたくさんあれば症状が重いという方向で考えていましたが。

先ほど、重症化には2つの流れがあると述べた。その前半、ウイルスは発症から1週間~10日で減っていく。そして、消えたことをPCR検査で確認しようというのだ。

私は、「血液のPCR」というものを親しい医師(研究者でもある)に尋ねたが、「新型コロナで血液のPCRは聞いたことがない」と返ってきた。ネットで国内及びある程度の海外の記事・論文を検索してみたが、新型コロナウイルスでそれを行ったというのは見あたらなかった。

通常の健康診断で肝炎の血液検査というのがある。この医師によると、血液採取して行うのは抗体検査だが、例えばC型肝炎の場合、陽性と出たら、治療法を選ぶために血液のPCR検査をすることがあるという。

河野修一医官によると、血液のPCRとは、厳密にいうと血清のPCRだ。血清とは、血液が凝固した時、上澄みにある薄黄色の液体のことだが、やはり彼も、「新型コロナの診断では行われたことがないと思う」と言った。

河野が続ける。

血液のPCRで陰性と出たなら、ウイルスが悪さをするフェーズから、過剰な免疫応答が悪さをするフェーズに変わったということです。そこがまさにステロイドを使用するタイミングだと考えました。

田村チーム長のゴーサインが出た。

血液そのもののPCR検査で陰性だったらステロイド剤を投与する。河野が続ける。

我々がステロイドを使いたいと考える、限られた人だけに行いました。かなり重症の方ばかりでした。

河野の最初の気づきから間もなくの2月末ごろ、血液のPCR陰性者に全身性ステロイドが投与された。
効果が出た。

――結果を見て、田村さんはどう言いました？

田村先生も意外に思われたのでは。

ただ、二人の考えは対立軸ではなく、田村先生の、ウイルス増加によって病状悪化させないためすぐに使わない方がいいというのは、まさしくその通りで、最初の1週間〜10日くらいは使わない。この時ステロイド剤を使ったら悪化していたわけです。そのあと血液中にウイルスが無いのを確認できたら使うのはいいだろうというわけで、結果としては、お互いの言い分は理にかなっていました。

ステロイド剤の効果に、感染症対応チーム一同が胸を撫でおろす。
それは、まさに自衛隊中央病院が「医の未踏の原野」に一本の道をつけた瞬間だった。
そして、3月13日までに重症者を含む109人全員が無事退院を果たすことになる。
ちなみに、DP号全体では、乗船者3711人のうち、712人が感染、14人の死亡が確認されている。（国立感染症研究所サイト掲載、月報IASR7月号）

中央病院での一連の流れは、医科学素人の私にもかなりすごいことだと思えた。そこで、より客観的評価ができないものかと考え､長年付き合いのある医師に尋ねた。実は、この章で「親しい医師」と書いたのは、この間ずっと医学的な知恵を授かってきた人物だ。

中村俊紀《なかむらとしのり》医師。大阪大学医学部を出て最先端医療の現場に従事したのち、「どんな重い病気が治ったとしても、人は必ず死ぬ。今度はそれに寄り添う医療をやりたい」と、在宅終末期医療を始めたのだった。現在は医師約20人でチームを作り、1000軒ほどを回っている。独居の高齢者も150人ほどいて、最期を医師たちだけで看取ることもあるという。

彼は、心臓病の遺伝子学的治療で博士号を取得している。

中村俊紀が語る。

まず、注目すべきは、当時WHOがステロイドの使用を推奨しないと発表していました。そんな中ステロイドを投与し効果があると発表したことに大きな価値があります。

感染の初期に全身性ステロイドを用いたなら免疫が抑制されてより重篤化する。しかしその後、ウイルスの悪さが低下し、逆に免疫過剰が肺炎を悪化させている時なら、その免疫を抑制して救命できる。この二つの相反する事柄を考え、ステロイド投与のタイミングを判断するため血液PCR検査をしたという発想が非常に興味深いです。

その経験を踏まえた上でステロイドの投与時期を約1週間後としたのは大きな意味があると思います。

中村は、ステロイドは比較的安価な薬であり、その点でも高く評価できると言う。

ステロイドはアフリカなど発展途上国でも使いやすいと思います。また、それらの国ではいちいち血液のPCR検査をかけることも難しいので、重症患者にはおよそ1週間後からステロイドを投与するという指針を示したことは全世界的、特に発展途上国には非常に有意義だと思います。

感染症対応チーム長田村は「責任は負う」と明言し、かつ柔軟な姿勢で臨んでいた。そんな「風通しのよい職場」だからこそアイデアが生まれ、かつ実行できたのだ。

自由な思考と決断の勝利だった。

ところで、2020年3月3日の『日経メディカル Online』の記事によると、神奈川県立足柄上病院が、吸入のステロイドで症状の3例に改善が見られたと報告し2日感染症学会のサイトに掲載されている。

病院が投与したのは吸入ステロイドのシクレソニド（商品名オルベスコ）で気管支喘息の治療薬として承認されているものだった。同記事にこの薬は、「抗ウイルス作用と抗炎症作用によるウイルスの早期陰性化や重症肺炎への進展防止効果が期待されるため、投与時期は感染初期～中期あるいは肺炎初期が望ましいとされる」とある。

一方の自衛隊中央病院で使われたのは、デキサメタゾンという飲み薬の全身性ステロイドで、これは吸入ステロイドとは、治療という面ではまったく違うと中村医師は言う。

全身性ステロイドは、例えば肺の強い炎症、もうあまり手段がない場合に使われます。吸入ステロイドは肺炎重症化の予防的な効果を狙って使われたのだと思います。

河野修一医官も2021年1月18日、私へのメールで次のように述べている。

吸入ステロイドは、全身への効果はほとんどありません。全身性ステロイドと意味はかなり異なると思います。なお、吸入ステロイドについては無効であるだけでなく、肺炎を悪化させる可能性があることが分かっておりますので、いま使用する人はいないと思います。

この言葉を裏付けるように、２０２０年12月23日、国立国際医療研究センター（ＮＣＧＭ）は同ＨＰで、新型コロナウイルス感染症（ＣＯＶＩＤ－19）患者90名に対して、吸入ステロイド、シクレソニドについて多施設共同で臨床試験を実施したところ、有効性は示されなかったとしている。米国を含む海外にて実施されている検証的な臨床試験の結果も踏まえて判断する必要があるとしながらも、無症状・軽症のＣＯＶＩＤ－19患者に対するシクレソニド吸入剤の投与は推奨できないと述べている。

日本の標準治療に

自衛隊中央病院による重症患者への全身性ステロイド投与は、画期的なものだった。素人なりに考えると、世界の医学誌に発表してもいいようだが、この点について、田村格チーム長が語る。

全身性ステロイド投与治療はあくまでも緊急的行為（compassionate use）の範疇として患者さん自身の同意のもとに実施したもので、きちんとデザインされた医学研究として実施されたものではありません。論文等で公式に発表できるようなものではないのです。

しかし、非公式な会合や情報交換会で発表はしてきたと田村は言っている。公に発表するための論文作成には、幾つかのハードルがあるようだ。

先述の中村俊紀医師が語る。

一般的に、治療した患者の数や患者群の振り分け方、それが基盤となります。そして、治療の有効性について語るにも詳細な科学的合理性がなければなりません。さらに病院内の倫理委員会での許可など、幾つもの基準が満たされて初めて、公式な論文として報告なり発表ができることになります。

その一方で、医師同士は、専門分野に限らず互いに個人レベルでいろんな新しい情報を交換しあうものです。

今回のＣＯＶＩＤ－19治療に直結することですが、体の炎症にはステロイドという医学常識がありますから、それをどう使ったのか、結果どうなったのかなどについては、それなりのスピードで情報が広がっていったと考えられます。

考えてみれば、報告された論文を頼りに第三者が治療をするなど人の命にかかわってくるゆえ、厳格さが要求されるのは当然といえば当然なのだ。

重症者へのステロイド投与については、自衛隊中央病院が行った3カ月余り後の2020年6月16日、英国オックスフォード大学が、臨床試験を経て効果があったとHPで発表している。

それによると、試験は175の医療機関が参加して行われ、ステロイド剤デキサメタゾンを経口または静脈注射で10日間投与された2104人を、標準的な治療をした4321人と比較している。

結果、死亡を、人工呼吸器装着の患者で3分の1に、酸素吸入だけの患者で5分の1に減らすことができたという。

発表では、ステロイド投与が発症から何日後とかどのようなきっかけをもって行われたかは、記されていない。

BBC YouTube(6月17日動画配信)で、同大学の主任教授と並んで記者会見したジョンソン英首相は、この治療法について「突破口が見いだされた」「致死率を下げることが証明された臨床試験を世界で初めて行ったイギリスの科学者らを誇りに思う」と語っている。

私の知る限り、この発表が、公に全身性ステロイド投与が効果ありとされた最初だ。

河野修一医官に、自衛隊中央病院で行った治療で日本標準になったものは何ですか?と尋ねた時、彼は、「ステロイド投与だと思います」と次のように答えている。

当時、我々の他でステロイドを使用しているという報告がないだけでなく、ＷＨＯからもステロイドは使用するべきではないという見解を示していましたので、使用にあたってのハードルは非常に高かったと思います。

そのためこっそり使っている医師はいたかもしれませんが、大きな声を上げてステロイドが効くという報告は誰もしていませんでした。

投与のタイミングを見極めるのに血液そのものをＰＣＲ検査し陰性と出た人に使ったこと、さらにそれが発症から１週間〜10日経った時と見極めた自衛隊中央病院のチームは、開拓者なのだ。

現在、この全身性ステロイドはあたり前のごとく広く使用されている。

第8章

奇跡の陰で

未来へつなぐもの

サイトカイン・ストーム

ステロイド剤がコロナ肺炎に効いた理由について河野修一医官が振り返る。

細菌性肺炎はステロイド剤で炎症は抑えられますが、細菌をやっつけない限り肺炎は治りません。やっつけるのに抗生物質を飲まないといけない。

けれども、ウイルス性肺炎などウイルスの感染症というのは、治癒という視点からいうとほとんどが自然に治るのです。

——自然に?

そうです、免疫力で治るのですよ。

インフルエンザに抗ウイルス剤というのがあるが、これはウイルスを死滅させる薬ではなく、ウイルスの増殖を幾つかの方法で一時的に止め、その間に免疫応答によって抗体が出撃、動物に備わった自然の力でやっつけるのだ。細菌そのものを殺すのに抗生物質があるが、ウイルスを殺す薬は現在、存在しない。

新型コロナの肺炎は、ウイルスそれ自体が悪さをしているのじゃなくて、ウイルスをやっつけるために免疫が働くが、これが過剰になり、その結果、肺炎を悪化させたりしているのです。

――サイトカイン・ストームとかいうものですか？

そうです。細菌性肺炎は細菌そのものが悪さして起こすが、ウイルス性肺炎は免疫反応によって肺炎が起こることが多いということなんです。全部が全部ではないのですが。なので、免疫を抑えるステロイド剤が良く効くのではないかと思ったわけです。

ウイルスが体内に入って来ると、免疫機能が立ち上がり、「サイトカイン」という物質＝タンパク質が出る。これが、液性免疫と細胞性免疫といった免疫系を調整したり炎症を制御したりすることでウイルスと戦う。しかし、炎症が進むと、サイトカインも大量に出てきて、過剰な戦いになり、正常な細胞まで傷つけてしまうようになる。これがサイトカイン・ストームと呼ばれるものだ。結果として、さらに炎症がひどくなったり多臓器不全に陥ったりするといわれる。

全身性のステロイド剤は、この免疫過剰になるのを抑制する働きがあるのだった。河野が続ける。

発症後およそ1週間は、ウイルスがどんどん増殖します。この時は、既存の抗ウイルス剤であるレムデシビルを使い、その後は免疫過剰で肺炎が重症化するのを抑え込むため免疫を抑制するステロイド剤デキサメタゾンを使いました。

感染症対応チーム医療スタッフは、様々な過去の知見情報を探りながら抗ウイルス剤など各種の薬を患者の了解を得て使用し、これといったものがなかった中で、ステロイド剤の有効性を目の当たりにしたのだった。

そのころ、東京都内の病院勤務者ら関係者の会合があった。田村格チーム長が語る。

当時東京都内で病院が集まり情報交換をした際にステロイドに手応えを感じているという報告をしたのは当中央病院だけだったと記憶しています。国内でもステロイドの使用は当院が一番初めだったと思います。

ただステロイドという薬は、どの疾患に使用するにも症例選択や投与のタイミングに慎重になる必要があります。

その後の2020年5月、レムデシビルが、同年7月にデキサメタゾンが、特例的に新型コロナウイルス感染症への使用に薬事承認が下りている。日本で、コロナ関連の新たな承認は、2021年3月8日時点でこの2薬のみだ。

それらは、自衛隊中央病院での主軸となるとともに、日本中で標準薬として共有されるようになっていったのだ。田村が続ける。


今ではステロイドは、発症から一定期間が経過した、酸素投与を必要とする中等症以上の重い患者には効果があるとされています。

話題の薬、アビガンは

記憶にある方も多いと思うが、2020年3月ごろ、日本製のアビガンという薬が効くという情報がメディアで広がった。レムデシビルと同じ抗ウイルス剤だ。

当時の安倍首相も、「5月中の承認を目指す」と積極的な姿勢を見せていた。テレビのワイドショーで、「アビガンの一日も早い薬事承認を」と声高に訴えるコメンテーターもいた。薬事承認されれば、保険適用になり広く使うことができる。それまでは、臨床研究目的という限られた使用だ。

2020年12月21日、厚生労働省の専門部会はアビガンについて、新型コロナウイルス感染症の治療薬として承認するかどうかの判断を見送り、継続審議と決めている。現時点では「有効性を明確に判断することは困難」との理由だ。

メディアが持ち上げ首相も承認に前向きな時、それが実際に効果ありならいいのだろうが、ない場合は、逆に医療現場に余計な負担と混乱を招いてしまう。

実は、中央病院の新型コロナウイルス感染症対応チームも一つの波をかぶり、田村を困らせたことがあった。

ファビピラビル、商品名アビガン錠は、医学的な理由はよく分かりませんが、主にメディアで取り上げられたため、効くのではと話題になっていました。しかし、試験管内の研究ではとても期待できるような結果は出ておらず、私自身も中央病院としても基本的に使用は消極的に考えていました。

しかし、メディアで何度も取り上げられたことからそれを目にした患者さん自身が使用を希望するという事例が相次ぎ、正直なところ対応に苦慮しました。

患者さんの希望通りに投与を試みた例もありましたが手応えはほとんどありませんでした。

その後いくつかの経緯があり、販売名アビガン錠、一般名ファビピラビルの効果を確かめる治験（臨床試験）に当病院も参加しましたが、少なくとも劇的な効果はないであろうという感覚をずっと持っていました。

インフォデミックという言葉がある。

英語のインフォーメーション（Information）とエピデミック（Epidemic＝感染症の地域的流行）を組み合わせた造語だ。ＳＮＳで情報が氾濫する今、ＷＨＯが新型コロナウイルス感染症についての誤った情報、フェイクニュースの拡がりをそう呼んだことで広まったとされる。

２０２０年12月初め、田村からのメールだ。

新型コロナ感染症は、当初からあなどれない感染症だと感じていましたし、今も変わらず思っています。最初の印象は間違いではなかった。

正直なところ国としての全体的な感染症対策はもっとやりようがあったのではないかと感じることもありますが、それでも総じてこれまでのところは被害を抑えうまく対応できているのではないかと思います。

もともと、私は社会との関わりに興味を持って感染症専門医を目指しましたので、現場で患者の診療にあたるのみでなく、そこから必要な情報発信やリスクコミュニケーションなどもやっていきたいのです。

しかし、インフォデミックともいわれるように、玉石混交の情報が氾濫している現状を見るに、これは難しいなと嘆息したりもしています。

寝袋で床に寝る

様々な〝雑音〟、医療制度の不備、時に社会意識の冷酷さなどに晒されながら、これは自衛隊に限らずどの医療機関でもスタッフは必死の思いで闘ってきたし今も闘っていると思う。その「必死さ」に触れておこう。

2020年2月から応援として駆けつけていた河野修一医官は、ダイヤモンド・プリンセス号の感染者が全員退院したあとも5月までの期間、重症者を診る日が続いた。

指揮官の田村でさえも「ブラック企業」と自らを揶揄する過酷な日々だった。私が取材してきた自衛官だけではないと思うが、一般に自衛官は入隊後に厳しい訓練を経験するのと教育ゆえだろう、肉体的精神的にきつい状況であっても、それをあまり口にしない。

今回、取材でのやり取りが深まっていくにつれ、そうした面も聞かせてくれることがあった。

この単行本を書くことになり取材を防衛省陸幕広報室に要請した際、窓口となった担当者に繰り返し言ったものだ。

自衛官も人の子、大きな仕事ほどその裏に迷いや悩みがあるはず、いい所だけではなく、むしろ壁に直面しウロウロしながらも乗り越え、任務を完遂していく〝人間のありのまま〟を描きたいと。

防衛省当局が取材に際して、特に「これは聞くな、あれは言うな」などと口を挟むことはなかった。

思うに、自衛隊の基本は有事に備える軍隊ゆえ、万が一国の安全保障に穴が開くようなことを見てしまったり聞いてしまったりしたとしても、こちらは書かないし、取材相手もそのことを承知しているという信頼関係を土台に進めてきた。

中央病院でダイヤモンド・プリンセス号から感染者が2月中旬、20人近く入院する日が相次ぎ、100人を超えた時期があると述べたが、そこから5月まで、河野は職場に泊まり込み、なんと床に寝袋で寝ていたという。そのことを、深刻さもなくさらりと言ったのに驚いた。河野が語る。

中央病院にベッドは用意されていたのですが、仕事場で寝ると気持ちを引きずるし落ち着かないので、同じ敷地の隣にある衛生学校へ戻って寝ていました。私物の寝袋をそこに置いていたのです。

1週間に6回泊まることもありましたが、何とか週一で家に帰るようにはしていました。

あのころはみんなほとんど泊まっていましたよ。


先述のように、彼は自衛隊衛生学校の教官として勤務中に、DP号の重症者が増加したため、呼ばれて田村の感染症対応チームに加わっていた。

田村は、医官約20人、看護官約60人で4つの班を編成し治療にあたらせた。3つある感染病棟に各1班ずつ、4つめが河野率いる重症者対応班で医官が6~7人、病棟看護官、ICU看護官らがいた。

河野が一番きつかったというのが、重装備の防護服を身にまとった時だ。

N95マスクというアメリカ労働安全衛生研究所(NIOSH)の規定を満たしたものがあるが、これだけでも締め付けられて鼻の両脇に赤い筋ができ、しんどいという医療スタッフは多い。

N95よりきついのは、電動ファン付きのガスマスクみたいなものを顔に付け、前面が透明プラスティックの覆いで頭、顔ともすっぽり被り、その下が防護衣なのです。

マスクはPAPR(Powered Air-Purifying Respirator)という装置で、鼻先で私に空気を

送り込むファンが回り、さらに浄化フィルターを通して吸い込む。これをゴムベルト2本で後頭部に回し締めつけるのです。

最長で2時間ほどでしたが、ずっと頭が痛くて、こればかりはきつかったです。

その時の写真が河野のスマホに入っていて、見せてもらった。PAPRは電動ファン付き呼吸用保護具というものだ。

かつてダスティン・ホフマンが主演した、致死性の高いウイルスによるパンデミック映画『アウトブレイク』を思いだした。医師らは、宇宙飛行士が月を歩く時のようなのを頭からすっぽり被っていた。俳優の顔が見えないからか、防毒マスク的なものは着けていなかったが、河野の場合は電動ファン付き防毒マスクのようなものを着けていたというわけだ。

人工呼吸器のチューブを気管挿管する時や気管支に内視鏡カメラを入れる時、これは気管支内が痰を吸えない状態かを確認するためですが、患者の肺から高濃度ウイルスを一挙に浴びるので必要だったのです。

これがまさに、感染症医療の最前線なのだった。

6歳息子の書き置きに涙

そうした現場を指揮するチームのリーダー田村格は、部下たちの働きを見てどうだったのか。また彼にとってきつかった時とは。田村が語る。

やはり当中央病院においてもキャパシティオーバー、人手が明らかに足りず同僚や後輩に無理を強いざるを得なかった時が、私のしんどい瞬間でした。

そもそもブラック企業も真っ青な勤務環境でした。チームのみんなが病院に張り付いて不眠不休で頑張れと求めざるを得ないことがあり、本当に申し訳なかったし今も申し訳ないと思っています。

医療スタッフのほぼ全員が、家に帰ることも稀だったうえ、睡眠はというと、短い仮眠だけだった。

ある日、夜中にシャワーだけ浴びに自宅に帰った時に、ずっと会えていなかった6歳の息子が、大好きなカブトムシのスケッチに「おとうさん、あいたいから、おこして」と書き添え、食卓に置いてあるのを見つけました。申し訳ない思いで、泣きました。

田村は、今もそのスケッチの写真をスマホに入れて大事にしている。家族は、田村の最大の支えだったが、辛い思いを癒してくれたのは家族だけではなかった。

月並みですが、患者さんから感謝の言葉をもらった時、また感謝じゃなくても患者さんと一緒に頑張ろうという気持ちを共有できた時はほんとうに良かったです。また、地域の人たちからの声援や、応援の言葉をもらえた時もそうです。DP号からの患者対応では、自衛隊として国民の期待に少しは応えられたかな、という実感が得られた時はうれしかったです。

DP号の乗客乗員は、計16の国と地域に分かれていた。アメリカ、イギリス、アルゼンチン、ウクライナ、インド、イスラエル、香港、中国、台湾などだ。

患者とのやり取りでは、言語の壁があるなか、各国大使館と連絡、病状説明から、宗教や習慣による飲食の特別メニュー作成など非日常の連続だった。

病棟看護課長の汐田恵に語ってもらおう。

大変だったのは、ダイヤモンド・プリンセス号を受け入れたころで、とにかく手探りでしなければならない事が多かった時期です。

例えば、患者さんの私服の洗濯までしなければなりませんでした。

通常なら、ご家族が持ち帰って洗濯されるのですが、クルーズ船の外国人乗客や船員さんは近くに家族がいませんからね。

病院内の洗濯工場でやろうと決めたものの、感染病棟からどの手順で集め、工場ではどのように洗うか、そして洗ったものをどう配っていくか、それらをＩＣＴ、つまり感染管理チームの看護官にチェックしてもらったりしながら進めていきました。

洗濯工場には高熱洗濯機が備わっており、ウイルスに汚染されている衣服、病室のシーツ、枕カバー、タオルなどリネン類は、アクアフィルムという特殊な袋に入れ、80度以上の熱湯で洗った。袋は洗濯槽で溶ける仕掛けになっている。汐田が続ける。

また、普段は民間業者に任せていた清掃も感染防止のため看護官たちがすることになりました。その要員をあちこちの病棟から集めなければならなかった。で、抜けた穴をまた、どこかから呼んできて埋めなければなりませんでした。

各病棟の勤務状況と勤務シフト表を穴が開くように見つめる日が多くなった。

胃カメラの内視鏡検査は、くしゃみや嘔吐で感染しやすいことからでしょう、通常の健康診断を含め、件数が減っていたのに気づいて、そこの准看護師に来てもらったりしました。ただ、夜勤は、自分一人で判断しなければならないことが多いので、感染症病棟での日勤経験なしには勤務シフトにつけられません。

そんなこんなでシフトは、通常なら1カ月先まであるのですが、3日先まで組むのがやっとでした。

感染病棟だけでなく、外来担当の看護課長や病棟ごとに置かれている看護師長らとのやり取りが絶えなかった。

3日先までの予定しか分からなければ、どこへ遊びに行くこともできないと私などは考えてしまう。が、この時期、「遊び」などという単語は、中央病院から消えていたのだろう、きっと。

田村格チーム長が語る。

言葉の通じない異国で宇宙服のような防護衣をつけた人間に囲まれ、狭い部屋に何日間も閉じ込められる患者さんたちを思い、ホスピタリティを常に心がけるようにスタッフには伝えていました。

英語が喋れなくても日本語でよいから声を掛けるように、マスクと防護衣で顔が見えなくても笑顔を見せるように、声色を変えたりもして身振り手振りでコミュニケーションを取るように言いました。

苦しい勤務の中で医師看護師等スタッフが少しでも患者さんたちのストレスを軽減しようといろんなアイデアを出してくれたことが印象に残っています。

その一つが、病院内Ｗｉ－Ｆｉルーターの設置だ。無症状・軽症状の患者は特に喜んだ。患者と触れ合う機会も増えていった。

コロナ感染症について新たに判明したことを文書にして患者さんに説明することがあったのですが、スタッフが書いた英作文を患者さんが訂正・添削することもありました。真の意味で患者と医師の協力関係が結べたような瞬間で、いいことだなとうれしかったです。

お茶ではなくコーヒーにしてほしいなどといった、主に飲食面での要求があちこちから出てきて、病院側はある意味ホテル業のような気づかいをしなければならない側面もあった。田村チーム長とのメールやり取りで、厳しさの中にも、思わず微笑んでしまう一言があった。

できるだけ、サービス向上に努めました。

奇跡を起こせた理由

自衛隊中央病院が、多くの新型コロナ患者を治癒退院させ、一方、DP号に乗り込んだのべ2700人の生活・医療支援部隊も任務を完遂している。いずれも、誰一人感染者を出さなかった。なぜなのか、取材相手にも問いつつ、ずっと考えてきた。

行動の面から言うと、通常の訓練で体得した基本を繰り返し、気を緩めず続けたことが第一だったと思う。「地味」を繰り返すマンネリに耐えたことだ。

さらに、訓練で指導したことが実践でも行われているかのチェック機能が働いていた。

DP号で、衛生隊経験のない海自・空自隊員の訓練を終えたあとも、指導にあたった青木舞看護官は、現場をこまめに動き回りながらチェックしていた。

また、中央病院ではＩＣＴ（感染制御チーム）が感染病棟を日々巡回しながら、感染防護がシステムとしてしっかり行われているかに目を光らせていた。

つまり、言いっ放しにせず、実践の場でも見つめる目が常にあったのだ。

メンタルな面では、使命感というものが重くあったと思う。しかし、それは、単に「そこにある」だけではなかった。

モチベーションを落とさないための努力が指揮官の側にあった。

生活支援部隊長の井内裕雅は、様々な工夫をしていた。部下に対して「意見具申せよ」と言ったり、任務に不満を持つ隊員に同じ地平に立って説いたりしたのがそれだ。あの時の、彼の言葉、「ともに、がんばっていこう」が私の記憶に刻まれている。

繰り返すが、自衛隊が上からの命令だけで黙々と動く世界でなかったことは、私には新鮮な驚きだった。

組織がどうあるべきか。田村格医官に尋ねたことがある。

組織への真の忠誠心とは失脚を恐れずに、組織のために進言し続けることです。

また、組織のためになることとは、その利益を守ることではなく、世間の常識と組織の常識を一致させるために戦うことです。

私は、そこに彼なりの「仕事の覚悟」というものを見る。

自由で闊達で風通しが良い、そんな組織には底力がある。

また、自衛隊は自己完結できることも奇跡を起こせた要因だろう。この点は民間との大きな違いだ。

通常の災害派遣であれ、衣食住を自ら賄い他者に頼らないゆえの自信と安定があると思う。

医官の研究熱心さも驚きだった。自衛隊医官には博士号を持つ人が多いと聞いたが、今はあまり使われない言葉、「文武両道」に長けているのだ。

研究熱心さは、臨機応変さにつながる。新型コロナ以前、中央病院には、感染症対応が10床しかなかった。それが、急きょ102床を設けている。

確かに、自衛隊は国の安全保障を担うゆえ、装備は十分だろう。それも奇跡を起こし得た要因だ。しかし、いくら装備があっても、生かすのは人だということを忘れてはならない。

と、ここまで書いてきて、奇跡を起こした「力」の大元は、激甚災害であれパンデミックであれ、常に「有事」を想定し準備してきたことにあると思った。訓練と態勢を持続するには緊張と孤独に耐えねばならない。

それが、道を切り拓きもする。

最高峰の医学誌に論文掲載

この取材を続けていた2020年11月初め、前章で登場する中村俊紀医師が、医学誌『ランセット』に中央病院のチームが投稿した論文が載っているのを見つけ、知らせてくれた。

えっ！と驚き、心が昂《たかぶ》るままに中村医師から送られたサイトを開いた。

『ランセット』は、ロンドンとニューヨークに編集拠点を持ち、1996年ウェブサイトを立ち上げて以来180万人以上の登録ユーザーを集めているといわれる。『ニューイングランド・ジャーナル・オブ・メディシン』、全米医師会の機関誌『JAMA』と並んで世界屈指の良質な医学誌とされる。

掲載された論文には「研究前のエビデンス」という項目があって、投稿するにあたってだろう、他の研究者からの報告・論文を調べた結果として、次のように記されている。（掲載文は英語）

「新型コロナウイルス」「2019新型コロナウイルス」「2019－nCoV」「急性呼吸器症候群　コロナウイルス2」「SARS－Cov－2」「COVID－19」「大衆感染」「集団感染」「クルーズ船」「ダイヤモンド・プリンセス」「無症状」そして「無症候性」に関連する記事を探すため、PubMedという文献データベースを利用した。その結果、クルーズ船における臨床的な新型コロナの研究についての文献は見つからなかった。新型コロナウイルスの無症状の患者、重症の患者、軽症か重症の患者を比較した記事は2件見つかった。

しかし、いずれも感染症の予測因子を示すものはなかった。

「予測因子」とは、いま行っている治療と患者の容態、そこにあるリスク要因から見て、今後どのような経過をたどるか予測する、その元になる現象だ。例えば、この患者は現在高血圧である、ゆえに将来脳梗塞が心配されるとかだ。

『PubMed』は、強力な医学論文の検索エンジンだ。が、それを引いても、感染症の予測因子は見あたらなかったということだ。

そのうえで、この感染症進行の予測因子について、新たな発見をしたと述べている。大きな価値があると考えられるのは次の点だ。

自衛隊中央病院は、クルーズ船「ダイヤモンド・プリンセス号」から約100人の新型コロナウイルス感染症患者を受け入れた。その母集団は、クルーズ船に乗れる程の健康な集団であった。

しかし、感染者のうち入院期間を通じて3割程度が無症状であったこと、入院後に重症となった人たちの年齢は、軽症であった人たちよりも高齢であったこと（すなわち、高齢が重症化のリスクといえること）、重症者には胸部CT画像でconsolidationと呼ばれる白く濃い影を認めること、血液検査でリンパ球の数が少ないことなどを発見した。

また、無症状者にも肺炎を認めることから、「沈黙の肺炎＝Silent Pneumonia」と名付け、中央病院ホームページで発表、啓蒙するとともに、ダイヤモンド・プリンセス号で発生した感染者の特徴などを国内流行期の前にいち早く報告することで情報共有した。

こういった活動を通して、間接的には国内流行前の情報共有に貢献し、早期の医療崩壊を回避することができたのではないか。

この論文を読んだ中村俊紀医師が語る。

これは、医療従事者にとって貴重な情報です。さらに、感染者の宿泊施設や自宅での療養が最大時4万人を超えたことを考えると、彼らにとっても大きな意味を持ちます。

また、論文で示されたサインは、自宅療養可能か重点的に症状観察が必要かの判断材料にも使えます。

この論文が出る以前、年齢などによる症状悪化の予測因子は示されていますが、死亡や症状がある人の重症化リスクについてのものでした。論文は、無症状もしくは軽症の患者のリスクをも示しており、まさに、「沈黙の肺炎」の意味がここにあると思います。

ランセット誌が中央病院からの投稿を掲載、つまり世界に公開したのは２０２０年6月12日のことだ。

実は、ランセット掲載の論文を読んだ後、中央病院の取材窓口になっている総務課広報担当幹部に、「原文の日本語のものがほしい」と頼んだ。

すると、「ありません、原文が英語なのです」と返ってきて、二度びっくりした。

自衛隊中央病院が他に先駆けた社会貢献は他にもある。

厚労省によると、２０２１年1月20日時点で、無症状または軽症感染者のうち、自宅療養中が3万５３９４人、宿泊施設で療養中が約７０８９人に上る。（このあと、2月に入って自宅療養は1万人前後に減っていく）

それらの人たちは、自分自身で病状を監視しなければならない。重症化を察知するサインを見逃さないためにできることがある。

中央病院が２０２０年3月24日にＨＰで公表した診療記録に、重症化のサインとして「高齢者ではSpO_2、血中酸素飽和濃度の低下、若年層では頻呼吸、すなわち呼吸数が増えること」とある。これは、新聞・テレビでも大きく報じられた。

SpO_2というのは、例えば人差し指の先に洗濯バサミ様のものを挟んで測るもので、血液中の酸素濃度だ。96％以上なら正常といわれる。測定器はパルスオキシメーターと呼ばれ、誰でも簡単に扱える。

勿論、専門の医師にとっては常識だったのだろうが、その後、自宅と宿泊施設での療養と健康監視が増加し、多くの都道府県がパルスオキシメーターを貸し出している。通販では、一個3000円前後のようだ。

唾液によるPCR検査に貢献

実は、もう一つ自衛隊中央病院が大きな社会貢献を果たしたことがある。

現在、広く行われている「唾液によるPCR検査」だ。その実現にはこんな経緯があった。鼻や喉からの検体採取では、くしゃみや咳をする相手に接近しなければならない。唾液なら、簡便であるうえ、何より医療スタッフへの感染を避けられる。

厚労省は、2020年6月2日、唾液検体の保険適用を承認した。その経緯について、同日HPに次のように記載している。

【研究方法】ＣＯＶＩＤ－19診療と診断され自衛隊中央病院に入院した患者の凍結唾液検体（発症後14日以内に採取された88症例）を用いて、ＰＣＲ法、ダイレクトＰＣＲ法、ＬＡＭＰ法を外部機関で行い、鼻咽頭ぬぐい液を用いたＰＣＲ検査結果との一致率を検証した。

【結果】発症から9日以内の症例では、鼻咽頭ぬぐい液と唾液との結果に高い一致率が認められた。

新たな検体がＰＣＲ検査に有効かどうかを確認するには感染者から採取したものが必須だ。自衛隊中央病院には、ＤＰ号からの陽性者だけでも１０９人いた。

そのころ、彼らをどのように治療していけばよいかが頭から離れない感染症対応チーム長の田村格医官だったが、検体採取にも思いをめぐらしていた。田村が振り返る。

当時は咽頭から検体を採取、つまり口から入れて喉をこすっていたのですが、どうしても医療スタッフが曝露しますので、もっと簡単な診断ができればよいと考えていました。同時にこのウイルスが身体の中でどのような働きをするかを調べるためには、とにかく多くの体液を検査すべきだと考えていました。

田村は、多くの患者から同意を得て、唾液のほか、尿や便の採取を実施する。

正直なところ、当時はその中で特に唾液に注目していたわけではなく、同意が得やすく比較的簡便に採取できるということで採り、冷凍保存していたのです。

採取した検体すべてをＰＣＲ検査にかけたいと思ったが、国の検査体制が整っておらず、また、患者対応で超多忙のこともあり、検体は冷凍保存庫に溜まっていく。

東京都内の第一波が落ち着いたころ、最初は香港からだったかと思いますが、唾液中にウイルスが確認できるという論文報告がありました。それを読んで唾液での診断が可能かも知れない、実現したら感染管理上は非常に助かるだろうと考えました。

田村は、どこかでＰＣＲ検査をしてもらえないかとあちこちに電話する。

国立感染症研究所に電話をしたところ、相手も同じ論文から同じことを考えていました。しかし、すでに感染の波が去ったあとで患者が減っており、彼らの手元には検体がなく、また都内複数の病院にあたったがどこも検体を持っておらず、検証できない状況であることが分かりました。

そこで中央病院に保存してあった唾液検体を用いて検証を実施し、唾液のＰＣＲ検査が疾患診断に十分に役立つという知見を得ることができたのです。

感染研から、なぜ自衛隊中央病院だけが唾液の検体を採取保管していたのですかと尋ねられた際、田村はこう答えた。

それは、単純に我々の気づきであり、同時に臨床をしながら研究のマインドも持っていたからです。

唾液の採取と保存、それはまさに、中央病院のファインプレーだったのだ。

この話の最後に田村は付け加えた。

唾液を採取してすぐに全検体のＰＣＲ検査を実施できていれば、世界で初めての報告にすることができたのに、もったいなかったなと思っています。

田村の肩をすぼめた笑顔が浮かぶ。

未来へつなぐもの

ところで、中央病院がHPで公表している診療記録には、一般的な死亡のリスク要因として高齢と基礎疾患があるが、そのいずれもがないにもかかわらず重症化した例が少なからずあったと記されていた。

その理由がずっと気になっていた。これが分かれば、さらに重症化や死亡を防ぐのに役立つからだ。

2020年3月、田村格チーム長にその共通因子は何ですかと尋ねたが、「今は分からない。今後の研究に待たねばならない」と返ってきた。

その後間もなくして、田村医官は別の病院へ異動していた。

中央病院は2021年2月23日までに、新型コロナ感染患者を累計で約750人受け入れている。河野修一医官は相当数の患者を診てきたことになる。今回、彼に同じことを尋ねた。

――高齢でもない特に疾病もないのに重症化する人の共通の因子は何なのでしょうか？

個人的経験から言うのですが、肝機能がよくないと悪化する人がいます。その理由は分かりませんが。

――サイトカインが起きやすい？

そうかも知れないが、分からない。ただ、悪化する人は、肝臓に問題がある人が多い気がするのです。

ここまでだった。

河野の観測は、しかし、一つのヒントとして重みがある。

彼に限らず、将来誰かがこれを入り口にまた新たな治療法を見つけ、より多くの救命につながればいいと期待するものだ。

自衛隊中央病院のチームによる論文が『ランセット』から世界に公開されたことをチーム長の田村はことの外喜んでいた。

初めて世にあらわれた疾患に立ち向かうにあたって、「観察力、推理力、決断力」といった基礎的総合的な診療能力のほか、「知識」と「情報収集能力」が必要だということを学びました。

あの2020年2月当時、試行錯誤しながら治療戦略を練っていく中で、普段の診療であれば、事前に参考にする質の高い医学論文などがまったくなく、あとになって自分たちのやり方があっていたのか否か答え合わせをするかのように、世界中から論文が報告された。

それらを読み、自分たちの治療戦略が質高くやれていたことに自信を持ちました。

「しがない中規模総合病院」から一流の医学誌に論文を何本か掲載することができたこと。

それらがベテランの自分らではなく、これから日本の医療を背負っていく期待の若手に指導しながら作成させることができたことは、非常に良かったと思っています。

もともと後輩の教育には情熱を持っていたのですが、それが報われました。そしてさらに意欲的にやっていく覚悟ができました。

「しがない……」などというのは、田村格医官一流のギャグ、言い回しだ。

彼らが、あの時期切り拓いた道は、きょうにつながり、光を放っている。

あとがき

この単行本を書くことになったきっかけは、2020年4月30日号の週刊新潮に書いた署名記事、『自衛隊中央病院はなぜ、奇跡を起こせたのか』だった。

その少し前、医科学に素人の私が、新型コロナウイルス感染症について取材を始めたのは、日本で感染拡大が右肩上がりの増加を示していた3月、朝のワイドショー番組でコメンテーターが現状に即さないことを繰り返し言っていたのがきっかけだった。

長くテレビの世界で生きてきた私としては内省と自戒を込めて申し上げるのだが、あるコメンテーターは、例えばPCR検査数が他国と比べてあまりに少ない、こんなことではダメだ、もっとやれと何度も政府を責め立てていた。結果として、視聴者の不安を煽ってもいた。

感染症の流行を止めるには、陽性者を見つけ隔離することが第一だ。受け皿、つまり医療システムが十分整っているならば、どんどんPCR検査をやればいい。当たり前のことだ。

しかし、流行初期には医療側の感染防護具が全国的に不足していた。松井一郎大阪市長などは会見で、現場ではゴミ袋を被っているという報告を受けたと述べ、ガウンの代用品として未使用の雨ガッパを提供してほしいと呼びかけている。N95といわれる医療従事者用マスクも全国的に足りなかった。

自宅療養や宿泊療養はまだ行われず、PCR検査で陽性と出れば、感染症法に基づき、隔離入院しなければならなかった。陽性者が〝無防備〟な医療機関に押し寄せたら、医師看護師が感染し、医療崩壊、つまり、死ななくてもいい人が死ぬ事態は必至と思われた。

発熱4日間など条件付きでPCR検査をしていたのは、そのような状況下では仕方がなかったといえる。

無論、2002年のSARS以降、時間があったにもかかわらず、新興感染症への備えをしていなかったのは、国の厚生行政の怠慢だ。

メディアは事実に基づいて批判し建設的な提案をしてほしいと強く思ったのだった。

2020年3月中旬、本書第7章に登場する中村俊紀医師を訪ねた。10余年前、一本のドキュメンタリー番組で協力いただいたのが縁で交流が続いていた。

彼は、最初にこう言った。

「恐れるべきは一般の人より、医者の方です」

感染防護具が十分でない当時、医院や病院が機能しなくなる可能性を指摘したのだった。

その後、彼の言葉通り、各地で病院クラスターが発生し、日本医師会会長が医療崩壊していると言うほどになった。

感染拡大は4月の緊急事態宣言でいったん下降するが、2020年暮れには第三波といわれる急激な上昇を見せた。

――自分はいつどこでうつるかも知れない。うつったら重症になるのだろうか。

不安が世の中に蔓延している。

感染症の脅威とは、死者の数が基準だ。

２０２１年２月７日現在のジョンズ・ホプキンス大学発表の数字を基に計算すると、人口当たりの死者数は、アメリカが日本の約28倍、一時医療崩壊していたイタリアは約7倍に上る。

この原因、「ファクターX」といわれるものは、多くの研究者が突き止めようとしているが、残念ながら未だに分からない。

２月に入ってから全国的に新規感染者数が下降線をたどり始めている。季節性のインフルエンザならば春には収まる。しかし、新型コロナ感染症が気温や湿度の上昇とどう関連するのか、いろんな説はあるものの、はっきりとは分かっていない。

感染抑止と経済再生の対立軸のなかで、政府も先を読んだ政策を打ち出せていないのが現状だ。

今回の取材で難解な言葉（医科学用語、文脈）に出くわす度に、中村俊紀医師に助けてもらった。この場を借りて感謝申し上げます。

取材に応じていただいた自衛隊の医療スタッフ、事務方には、今一度感謝を申し上げます。

２０２０年末から年明けにかけ、再々度の感染拡大で、激務という言葉では言い尽くせない多忙の中、メール応答や対面での取材に応じていただきました。

医官たちには、私の無知ゆえ理解不能な点を聞き返す度に、素人に分かるよう言葉を尽くして答えていただきました。

取材の窓口として対応に当たっていただいた、陸上幕僚監部広報室報道係の岩崎《いわさき》知史《ともふみ》３等陸佐、自衛隊中央病院総務課広報幹部の須郷聡子《すごうさとこ》3等陸尉に、あらためて感謝申し上げます。ありがとうございました。

テレビと活字の報道に長く携わり、「現場百回」を旨としてきましたが、今回ばかりは取材－勉強－勉強でした。

本書が、少しでも世の中の役に立つならありがたいことと思いつつ、筆を置きます。

石高健次

2021年2月

本文 DTP：大原 剛　角屋 克博
校正：竹島 規子

Profile

石高 健次（いしだか けんじ）

1974年朝日放送入社。報道局プロデューサー兼ディレクターとして数多くのドキュメンタリー番組を手がける。97年、横田めぐみさん拉致を突き止め、その経緯と家族たちの苦悩を描いた『空白の家族たち』で新聞協会賞。2006年、アスベストによる健康被害を掘り起こし被害実態と救済を社会に訴えた報道で第一回科学ジャーナリスト賞。現在はフリーランスのジャーナリストとして活動。

著書に『金正日の拉致指令』（朝日新聞）、『これでもシラを切るのか北朝鮮』（光文社）、『横田滋・早紀江夫妻　めぐみへの遺言』（幻冬舎）。

コロナ下の奇跡
――自衛隊中央病院 衝撃の記録

2021年4月25日　初版第1刷発行

著　　者　　石高 健次
発 行 者　　西元 俊典
発 行 所　　有限会社 南々社
〒732-0048　広島市東区山根町27-2
TEL 082-261-8243　FAX 082-261-8647
印刷製本所　　大日本印刷株式会社

ISBN978-4-86489-128-8